ちくま学芸文庫

二〇世紀精神病理学史

渡辺哲夫

筑摩書房

目次◆二〇世紀精神病理学史

二〇世紀精神病理学史——病者の光学で見る二〇世紀思想史の一局面

序章　歴史の概念

歴史について何かを考え、それを述べるとき、よほどの慎重さが必要だと私は痛感している。私自身のなかにさまざまの雑多な歴史の概念が混在しているからであり、この混在のなかからいかなる歴史概念が相手に伝わるのか、まったく予見しえないからである。私がいかなる歴史を歴史として考えているか、すなわち、本書の意図が何であるか、これをできる限り明瞭化しておくことが真っ先に要請されているだろう。

一八七一年五月一五日付のアルチュール・ランボーの手紙。

「千里眼でなければならぬ、千里眼にならなければならぬ、と僕は言うのだ。詩人は、あらゆる感覚の、長い、限りない、合理的な乱用によって千里眼になる。恋愛や苦悩や狂気の一切の形式、つまり一切の毒物を、自分を探って自分の裡で汲み尽くし、ただそれらの精髄だけを保存するのだ。言うに言われぬ苦しみの中で、彼は、凡ての信仰を、人間業を超えた力を必要とし、又、それ故に、誰にも増して偉大な病者、罪人、呪われた人、——或は又最上の賢者となる。彼は、未知のものに達するからである。彼は、既に豊穣な自分の魂を、誰よりもよく耕した。彼は、未知のものに達する。そして、狂って、遂には自分の見るものを理解する事が出来なくなろうとも、彼はまさしく見たものは見たのである。彼が、数多の前代未聞の物事に跳ね飛ばされて、くたばろうとも、他の恐ろしい労働者達が、代りにやって来るだろう。彼等は、前者が斃れた処から又仕事を始めるだろう」（傍点ランボオ）。

一読して明らかだが、ここに歴史という言葉はない。むしろ歴史を拒否する文章だ。だが、私はこういう文章に、かえって、歴史という問題の急所を感受する。「千里眼」で「未知のもの」を「見た」、そして「狂って」しまってもなお、「あらゆる感覚の・乱用」をやめることができないこの一七歳の「見者」の宿命が私に告知してくるのは、自然生命直接的に「見て」、なおかつこれを言葉にしなければならぬ詩人の痛ましいまでの定めである。この「千里眼」はいったい何を「見た」のか。「見た」ならば発狂してしまうような何かを「見た」のだ。既知のものが見えなくなり、「未知のもの」が「見えて」きてしまったとき、人間はどうなるか、言葉と歴史をおのれの手で絞殺した人間はどうなるのか？

この手紙を引用したあとで小林秀雄（一九〇二〜一九八三）はこの「奇怪なマテリアリスト」について、つぎのように書いている。

「ランボオにとって、詩とは、或る独立した階調ある心象の意識的な構成ではなかったし、又、無意識への屈従でもなかった。見た物を語る事であった。疑い様のない確かな或る外的実在に達する事であった。然し誰も見ない、既知の物しか見ない。見る事は知る事だか

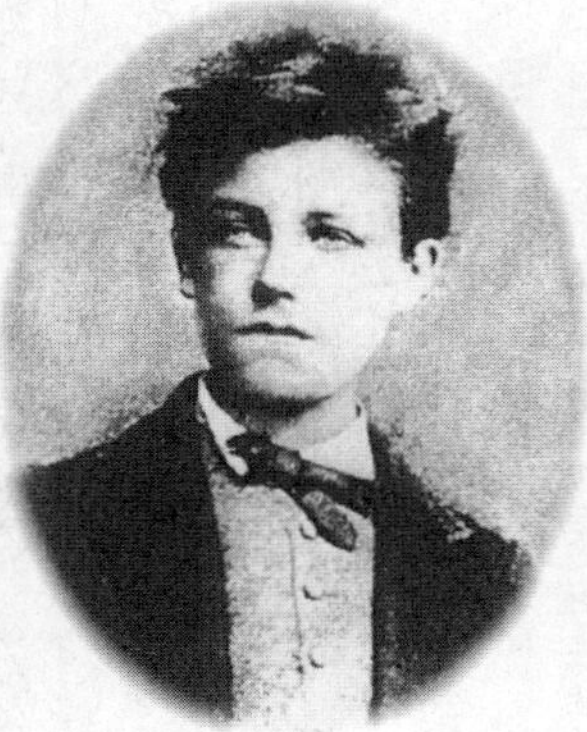

アルチュール・ランボー

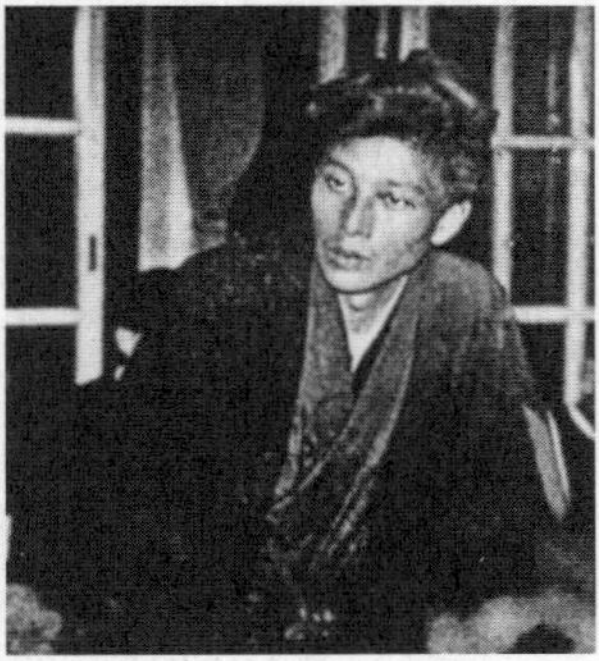

小林秀雄

ら。見る事と知る事との間に、どんなに大きな隔りがあるかを、誰も思ってもみない。僕等は、そういう仕組に出来上がっているから。何故か。ランボオはl'intelligence universelle（普遍的知性）という言葉を使っているが、僕等は、何時の頃からか、その俘囚となっているからである。僕等は大自然の直中にある事を知らない、知らされていない。歴史が僕等を水も漏らさず取り囲んでいるからだ。そして歴史とは、普遍的知性の果実以外の何物であろうか」（強調、渡辺）。*

* 小林秀雄「ランボオ III」、小林秀雄全集第二巻、新潮社、一九七八年、一六五頁以下。旧漢字、旧仮名文字は現在の表記に変えた。ちなみに小林秀雄がこの文章を公表したのは一九四七（昭和二二）年、秀雄、四五歳のときである。

引用が長すぎるとは思わない。本書全体がそれに依拠している根拠としての〈歴史〉概念がランボーと小林秀雄との稀有の遭遇において比類なく鮮明に現れているからである。ランボーも小林も〈歴史〉を憎悪している。アンビヴァレンツなどという心理をはるかに超えた狂おしいまでのパッションの次元で、〈歴史〉を憎悪している。〈歴史〉が、「普遍的知性」が、言葉が、「大自然」を自然生命直接的に「見る・千里眼」を全的に阻害しているからである。〈歴史〉の「俘囚」となってしまった人間は、せいぜいのところ、歴史的・人造的世界を間接的に、既知の意味として「知る」ことしかできないからである。

人間が「疑い様のない確かな或る外的実在」から排除されていることに二人は苛立っている。

人間は動物性から離脱した。自然直接的な瞬間的生命から解放された。しかし、この離脱は高貴な自由への脱出ではなく、〈歴史〉という牢獄に閉じ込められることでしかなかった。既知の、ときに猥雑ですらある世俗的意味の充満する〈歴史〉的世界に拘束されていることを憎悪する人間が出現するのは必然であろう。だが、いったん〈歴史〉化され言語的に媒介されてしまった人間が純粋な自然性、純粋な動物性に回帰するのはもはや不可能である。人間に固有の〈歴史性〉は人間に固有の〈反・動物性〉と換言できるが、この〈反・動物性〉からの逃走、あるいは〈動物性〉に回帰せんとする試みは〈反・反・動物性〉へ、という奇怪な運動とならざるをえない。いったん〈歴史〉の洗礼を受けた〈反・動物性〉は〈動物性〉に戻りえないゆえ、この回帰せんとする試みは〈狂的な動物性〉という質を帯びざるをえない。こうして「千里眼」が欲せられる。「毒物」が欲せられる。「未知のもの」が欲せられる。「狂って」も「見る」、「自分の見るものを理解する事が出来なくなろうとも・見る」という狂的な衝迫が炸裂する。

ランボーと小林が真に憎悪するのは、しかし、「労働者達」の、日々の「仕事」の連続としての歴史のみではない。「主人と奴隷」の弁証法が織り成す間延びした歴史ではない。このようにリアルで深度を欠いた、ノッペラボーの歴史概念など、この二人の「見者」にとっては取るに足らぬ。憎む価値すらない陳腐な思想に過ぎない。

二人が心底から苛立ち、怒り、憎悪し、粉砕せんとしているのは、「疑い様のない確かな或る外的実在」あるいは「大自然」に直接することを人間に禁じている、人間のその都度の「現」の直下から垂直に人間に襲いかかって人間をその都度すでに縛り上げてしまっている途方もなく強力な〈歴史〉、ヘーゲル的な歴史概念がその表層的な一産物に過ぎないような〈力〉としての〈歴史〉である。この抜きがたい〝記憶〟としての言語的網状組織がそれであるところの〈力としての歴史〉こそが、二人の敵、尋常ならざる敵である。この〈歴史〉が、人間の世界経験を言語的に媒介して差異化し、出来事や事物の同一性を持続せしめ、いっさいの事象に「意味」を与え、これを人間に「既知のもの」として「知らしめる」ことによって、〈自然生命直接的〉な〈祝祭の瞬間〉を間接化したうえで、生き埋めにしてしまうからだ。「未知のもの」との直接性を、瞬時のうちに「既知のもの」の間接性へと変貌せしめ、「見る」を「知る」へと間接化して、「見る」という直接態を人間から奪い去ること、これが、〈力としての歴史〉の所業なのだ。ここに私は〈力としての歴史〉の冷酷な、あるいは人間的、あまりに人間的な独裁を見ざるをえない。*

* 本稿で「直接性・間接性」と言う場合、私は、基本的には、木村敏氏の思索に賛同している。木村敏『直接性の病理』序章、『木村敏著作集』4、弘文堂、二〇〇一年、三〜三八頁参照。

だが、しかし、〈歴史〉の「俘囚」たることを峻拒した人間はどうなるか。「偉大な病者、罪人、呪われた人」になるしかない。さらに言うならば〈狂気の人〉になるしかない。これはランボーの手紙全体から伝わってくるだろう。

それゆえ、「普遍的知性」あるいはその果実としての〈歴史〉は、フリートリヒ・ヴィルヘルム・ニーチェ（一八四四〜一九〇〇）が考えていたような「真理」、すなわち、「それを欠くならば或る種の生物が生きてゆくことができない錯誤」としての「真理」（強調、ニーチェ）に属する。＊

＊ニーチェ、原佑訳『権力への意志』下、ちくま学芸文庫、一九九三年、三七頁。なお訳文は一部変更した。

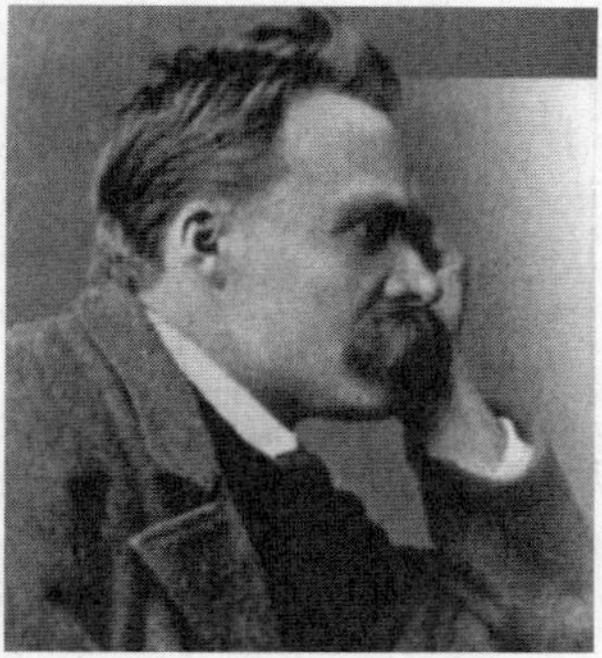

フリートリヒ・ヴィルヘルム・ニーチェ

人間を発狂から、さらには生存の危険から守ってくれているとも言いうる〈力としての歴史〉について、さらに述べておくべきことがある。私はここでもニーチェの助けを借りなければならないが、人間を「俘囚」としている〈力としての歴史〉は、じつのところ、「力への意志」、すなわち、「生成に存在の性格を刻印すること——これが力への最高の意志である」（強調、ニーチェ）とされる「力への意志」とたいへんよく似ているのである。** 「未知のもの」、「疑い様のない確かな或る外的実在」、「大自然」、これらはその本性においてまさしく既知の意味以前の混沌たる、流転やむことなき「生成」であろう。「力への意志」は、すなわち〈力としての歴史〉は、人間の精神と生存を呑み込みつつ流転している「生成」に直接することから人間を保護し、これを「存在」として固定分節し、「未知のもの」を「既知のもの」へと変質せしめる。自然生命直接的事態の衝撃から人間を保護すること、「千里眼」で「見て、狂う」ことから人間を保護すること、すなわち「刺激保護」こそが〈力としての歴史〉の任務なのである。***

** ニーチェ、原佑訳『権力への意志』下、ちくま学芸文庫、一九九三年、一四八頁。なお訳文は一部変更した。

*** フロイト、井村恒郎訳「快感原則の彼岸」、『自我論』、日本教文社、一九七〇年、三〇頁以下。

〈力としての歴史〉によって直下から構造化されていないならば、〈歴史〉の「俘囚」であるのをどうしても拒否するのであれば、人間は発狂するしかない。各人の内なる狂気が噴出してくる。言葉、物、物の意味、思考すること、想起すること、常識、論理、感覚の意味、感情の動きかた、行動様式、計画すること、労働の意味、生産の意味、生活の持続可能性、人生の意味、自己性と他者性、過現未三世という時間分節……ことごとくがそれに依拠している根拠が〈歴史〉である以上、これは多言を要することではあるまい。ランボー、小林の感性において、〈自然生命直接的祝祭性〉を人間から隠蔽するかたちで剝奪する〈歴史〉が、あたかもそれが諸悪の根源であるかのごとく問われた。〈大いなる祝祭のとき〉を人間から奪い去り続ける〈力としての歴史〉の不健全性、不自然性、その「真理・錯誤」性が問われた。言わば、〈生命の勢い〉を個別化し、限定し拘束、凍結している元凶としての、憎むべき〈歴史の力〉が問われたのである。だが、この問いを反復していくうちに露呈してきたのは、〈自然生命直接的事態〉の、〈生命の激烈な祝祭性〉の、人間にとっての危険性であった。〈力としての歴史〉によってその都度間接化され意味分節化された有意味の世界が人間にとって刺激保護的に作用していることが、事実として認定されざるをえなくなった。人間は〈動物性〉ないし〈反・反・動物性〉を欲しているのか、それとも〈力としての歴史〉を欲しているのか？　人間は発狂せんと欲しているのか、発狂を回避せんと欲しているのか？　本書はこのような問いでもって始まらざるをえないのである。

本書の意図は、二〇世紀精神病理学を出来事の連続として、すなわち精神病理学者の知的労働史とその成果の行列としてみることではない。もしもそうであるならば、事は一枚の年表で足りる。本書の意図は、二〇世紀的狂気とそれを追尋してきた二〇世紀的精神病理学が、ともども、それに依拠せざるをえない〈力としての歴史〉の運命あるいは、その盛衰の様相を問うことにある。換言するならば、〈自然生命直接的事態〉が人間によっていかに処理されてきたか、いかなる処理の不手際が生じたか、その不手際によって、二〇世紀精神病理学が何を獲得し何を失ったか、を問うことに存する。

二〇世紀精神病理学史が、多くの思想、多様に分化した自然・人文諸科学、さらには芸術的創造力と複雑に絡み合って、あるいはこれらに強く依存して、展開されてきたことは言うまでもない。それゆえ、人間の守護神とも悪魔的宿痾とも言える「力への意志」から生じたひとつの小さな果実である精神病理学という特異な学問を徹底的に相対化せざるをえないのは必然であろう。だが、この学問が狂気を問うものである以上、そしてまた、狂気とまったく無縁の人間さらには人間的学問などありえない以上、この小さい、いびつな果実が光源となって、二〇世紀思想史ないし二〇世紀政治思想史の狂的な一局面が照射される可能性も、幾分かは期待されてよいのかもしれないと私は思う。

この序章の最後に、あらためて確認しておきたい。本書において感受されつづけるべき〈歴史〉は、「生成に存在の性格を刻印する〈力〉」の謂である。〈自然生命直接的事態〉をその都度すでに間接化して意味を造形、固定する〈力〉としての〈歴史〉の謂である。この〈歴史〉概念を体得するのは難しいことかもしれない。それゆえ、以下、必要に応じて、この〈歴史〉概念を、具体的に、あるいは表現を変えて、反復確認してゆきたい、そうしなければならないだろう、と私は予感している。

繰り返す。〈力としての歴史〉は、個別化された〈生命の勢い〉としての人間が発狂することを防ぐ守護神であり、かつまた同時に、人間にとっておそらくは最奥の自由の場所である〈自然生命直接的・瞬間的・祝祭性〉を人間に禁じている獄卒なのである。

第一章　失敗した学問

　ドイツ第三帝国に関する膨大な映像記録を繰り返し凝視しながら、私は、「狂っている、何かが致命的に確かに狂っている」と感じ続ける。しかし、何が、どのように、なにゆえに「狂っている」のか、私には、いまだによく分からない。

「悪の天才、空前の扇動者、集団的ヒステリー、国家の狂気、民族の狂気、妄想、悪魔的犯罪者、二〇世紀の地獄……」、ナレーターや証言者は語り続ける。だが、三〇年間にわたって精神病理学という研究領域に身を置き続けてきた私にとって、肝腎な事柄が理解できないのである。精神病理学を専攻したにもかかわらず私に理解できない出来事が起こったのか？　それとも、逆に、精神病理学に手を染めたがゆえに私にはこの出来事が理解できなくなってしまったのか？

　この自問自答は、私にとって深刻である。いわんや、現在の私が、後者すなわち、精神病理学を学んだがゆえに私には一九三三年から一九四五年にかけて起こった出来事の総体が理解しえなくなってしまった、さらには二〇世紀固有の精神的相貌が見えなくなってしまったのだ、という自答へと大きく傾きつつある以上、私にとって事は重大である。

これほど明瞭に病み、これほど明瞭に狂ってしまった事態に直面して、なお沈黙せざるをえない精神病理学とは、いったい、何であるのか？　アドルフ・ヒトラー（一八八九〜一九四五）という一個の狂的な「精神」の露骨な現前に立ち会いながら、ほとんどの精神病理学者が黙して語らない。いな、語るべき力を持たないいままでいる。これは、いったい、何事であるのか？「精神」がかくも深く「病む」ことについて何も語れない精神病理学とは、いったい何であるのか？

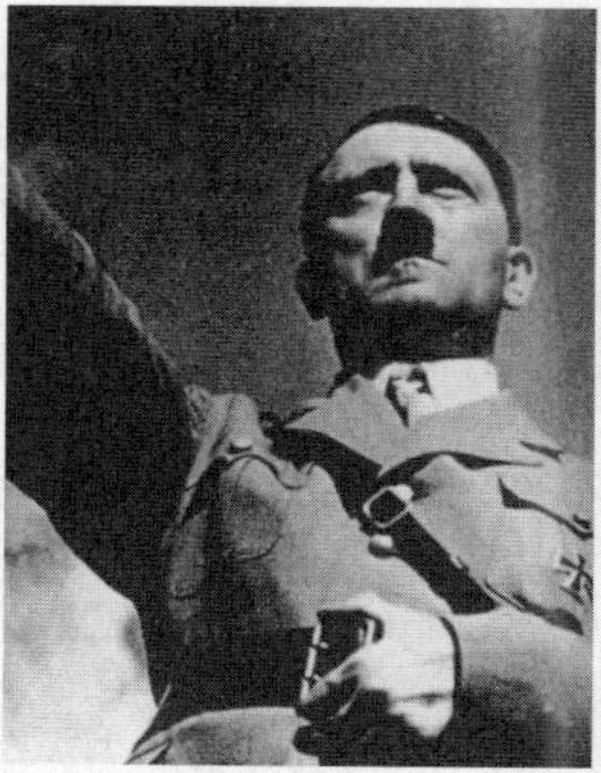
アドルフ・ヒトラー

いまの私は、自身が長年携わってきた精神病理学という学問に対して、極度にアンビヴァレントであると正直に告白しよう。この学に対する憎悪に近い不快と軽蔑が、この学に対する親愛の念と併存している。この学の無力と大きな可能性が同時に感知される。

私にとっての精神病理学のこの矛盾した特質は、第三帝国の出現と消滅に、また、独特に狂的な刻印を押された二〇世紀の精神に直面してのみ現れるだけではない。この学が、いまだにおのれに固有の根拠と歴史的使命を自覚しえていないこと、一個の学として近現代思想史を造形する力のひとつになりえていないこと、また、本来、小さな場所で展開されるべき日々の精神医療実践になりえていない、いな、それどころか、ますます自然科学的たらんと欲して思い上がり、現実から遊離、孤立しつつあること、すなわち、内なる何らかの自己矛盾を忘却し、おのれの内なる致命的な乖離に目をつむっていること、などにおいて、私は不快感と不安の念を抱く。

精神病理学はどこかで道を誤ったのだ。どこかで一個の学が依拠すべき固有の根拠から遊離してしまったのだ。そして、失敗への岐路の位置は、少なくとも私には指示できる。あまり気づかれていないようだが、この学の道の踏みはずしは精神医学の大学者と称される人びとのはっきりとは見えない過誤あるいは強引な決断でもって始まった。

ここは編年体の精神医学史を論ずる場ではないので、簡潔に、看過しえぬ要点だけを指摘するにとどめる。

a　ヤスパースの『精神病理学総論』

ひとつは、カール・ヤスパース（一八八三〜一九六九）の仕事。この碩学は、鋭敏な感受性で狂気の最奥の謎に肉薄するかと思うと、一転してひどく鈍感な認識論を展開してしまう。特に、この認識論、精神医学の基礎学としての精神病理学を打ち立てんとした『精神病理学総論』（一九一三年）がよくない。執筆当時、弱冠二九歳であった若い彼は、それまでの多数の精神医学的諸方法の雑居状態を整理し、各方法の能力と限界を厳密に吟味し、その上で、自身もひとつの方法として「了解」を提示した。「（静的）了解」とは周知のように、病者の心的世界をまざまざと思い描き記述し異常な心的現象の概念を確定する方法であるが、これがヴィルヘルム・ディルタイ（一八三三～一九一一）の方法のほとんど暴力的とも言いうる矮小化の産物である点はしっかりと押さえておく必要があるだろう。

ここで、ヤスパースとディルタイについて若干の点を史実的に再確認しておいても無駄ではあるまい。この二人のあいだにパーソナルな関係はなかったと考えてよいが、思想史的には重大な関係が認められる。

カール・ヤスパース Karl Jaspers は精神病理学者から哲学に転じた思想家である。ベルリン大学、ゲッティンゲン大学、ハイデルベルク大学で医学を学んだのち、一九〇八年、高名な大脳組織病理学者フランツ・ニッスル（一八六〇～一九一九）主宰するハイデルベルク大学精神科クリニック助手になり、一九一三年、『精神病理学総論』第一版を出版している（カール・ヤスパース、西丸四方訳『精神病理学原論』、みすず書房、一九七一年）。ディルタイとマックス・ウェーバー（一八六四〜一九二〇）の「了解」概念を本格的に導入した、精神医学史上最初の（そして、おそらくは最後の）本格的方法論書の原稿をゲラ刷りで読んだニッスルは、白衣のポケットにこのゲラをいつも入れて日々の仕事をこなし、しばらくのあいだ沈黙をまもっていたが、やがて「クレペリンをはるかに凌駕している」とつぶやいたという。そして、ニッスルは、この若いヤスパースを後任教授と考え始めるが、重症気管支拡張症を持病とするヤスパースは任に耐えずとしてこれを辞退している。一九一六年、ハイデルベルク大学の心理学員外教授となり、一九二〇年、尊敬するマックス・ウェーバーの死にあたって哲学者たらんことを決意し、一九二二年にはハイデルベルク大

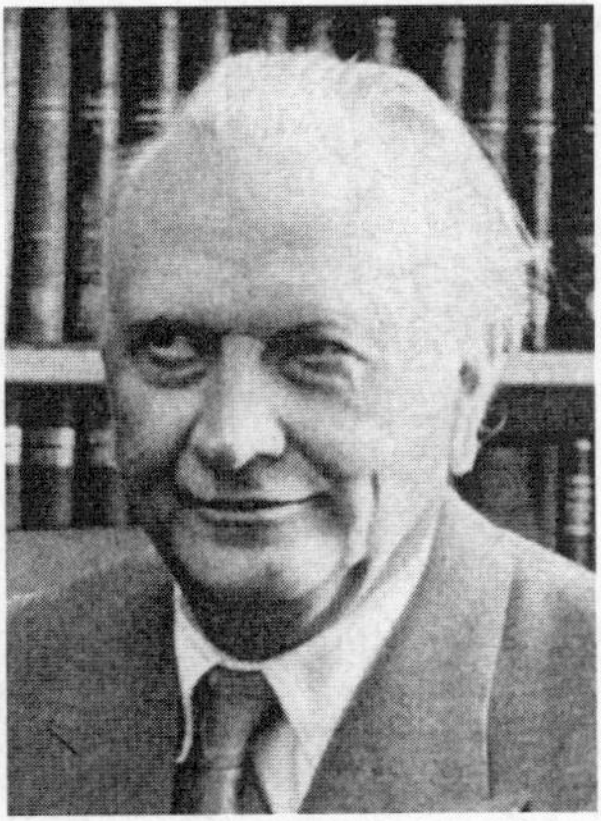

カール・ヤスパース

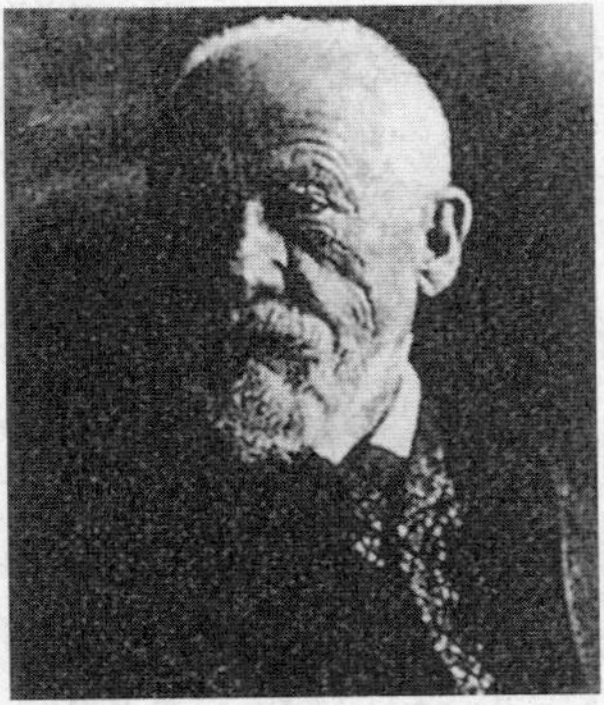

ヴィルヘルム・ディルタイ

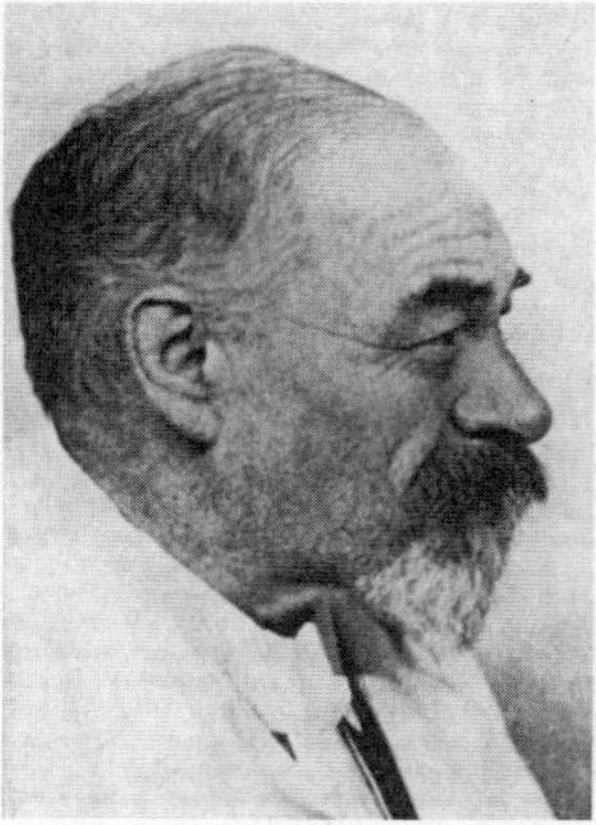

フランツ・ニッスル

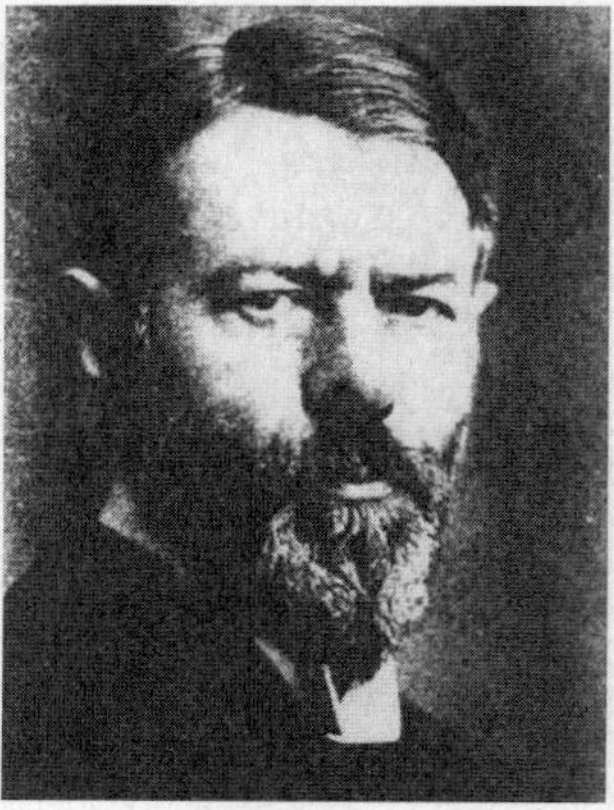

マックス・ウェーバー

学哲学科正教授に就任。一九三三年、その自由主義的思想ゆえに、また、妻ゲルトルートがユダヤ人であるゆえに、ナチによって大学から追放され、その著書は焚書となり、戦争末期、絶滅収容所行きが避けがたくなった妻とともに自殺することを真剣に考えるようになる。戦後、歴史を正面から論じた著書として『歴史の起源と目標』（一九四九年）があるが〔カール・ヤスパース「歴史の起源と目標」、重田英世訳、『世界の大思想』、三〜二六四頁、河出書房、一九六八年〕、これは、戦前からの盟友であったハイデガーの「存在・史」の思索と比較すると、楽観的かつ理念的に過ぎる歴史観の表現との印象を免れないものである。

ついでヴィルヘルム・ディルタイWilhelm Diltheyであるが、彼は一般に「生の哲学者」と言われている。ハイデルベルク大学、ベルリン大学で学び、バーゼル大学等で教鞭をとり、最終的には、一八八二年、ベルリン大学教授に就任した。後年、マルチン・ハイデガー（一八八九〜一九七六）はディルタイの仕事を以下のように論じている。「……その目標とは、〈生〉を哲学的に理解し、そしてこのような〈生そのもの〉からの了解に解釈学的基盤を確保することにある。こうしてすべては〈心理学〉へ集中しているが、この〈心理学〉とは、ディルタイによれば、〈生〉をその歴史的な発展と作用の連関において、人間の存在する様相として、しかも、精神諸科学の可能的対象たるとともに精神諸科学の根底として、理解しようとするものなのである。解釈学とは、ほんらい、この理解の自己解明の作業なのであって、それが歴史学の方法論を意味するのは、派生的形態においてにすぎない」（強調、ハイデガー）。ここで、ハイデガーは歴史家ディルタイを否定しているのではない。「存在的なものと歴史的なものとの類的差別を強調することがすくなすぎる」（同前）というディルタイの盟友たるヨルク伯爵のディルタイ批判にハイデガーは賛同しているのである〔マルチン・ハイデガー、細谷貞雄訳『存在と時間』、第七七節、理想社、一九六四年、参照〕。問題意識の深さからして、存在史家ハイデガーにとって重要だったのは六歳年長の盟友ヤスパースの実存哲学ではなく五六歳も年長の歴史家ディルタイの思索であったと考えてよいだろう。このような〈生命〉と〈歴史〉と〈存在〉をめぐる苛烈な思索

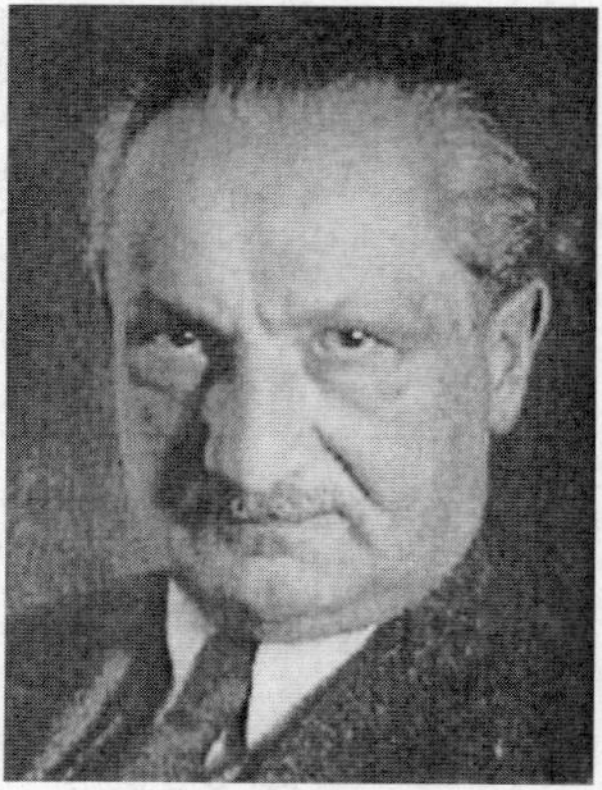

マルチン・ハイデガー

と苦悩が精神病理学者ヤスパースの「了解」概念にはまったく見出せない事実は看過できない。

ディルタイにとって「了解」は、歴史のなかの「生」の存在とその表現の明証性を確定するための唯一の方法であって、彼の言うところの「歴史的理性批判」を推進する壮大な潜勢力を有するものであった。「内的経験・生の表現・歴史的連関に基づく了解」という解釈学的循環を深化させる原動力を有する方法であった。たとえば、ヘラクレイトスにおける「生成のロゴス」とパルメニデスにおける「存在のロゴス」に端を発する歴史的・精神史的な「生」の表現の連綿たる持続的運動を意味連関として想起し、現在の精神史的根拠を理解する方法であった。彼の哲学は一般に「生の哲学」などと評されているが、彼自身の資質は骨の髄から歴史家のそれであった。見えていた問題圏が巨大に過ぎたせいかディルタイはまとまった「生」の歴史的連関総体を活写しきれず、「第一巻の男」なる奇妙な綽名を付けられることになったが、その視界の広さと深さ、思想的力は、マルチン・ハイデガーからハンス・ゲオルグ・ガダマー（一九〇〇〜二〇〇二）へと持続している。要するにディルタイは第一級の歴史家であった。このことは、ディルタイ自身が若い頃からバーゼルの高名な文化史家ヤーコプ・ブルクハルト（一八一八〜一八九七）をほとんど唯一の本当のライヴァルと見なし意識していたという小さな事実からも明らかになるだろう。

歴史家ディルタイについてもう少し史実を見てみよう。一八六七年春、三四歳のディルタイはバーゼル大学教授となり、そこで彼は彼の最も偉大なライヴァルであるヤーコプ・ブルクハルト（当時、四九歳）と出会い、一年半のあいだ同僚として教鞭をとっている。

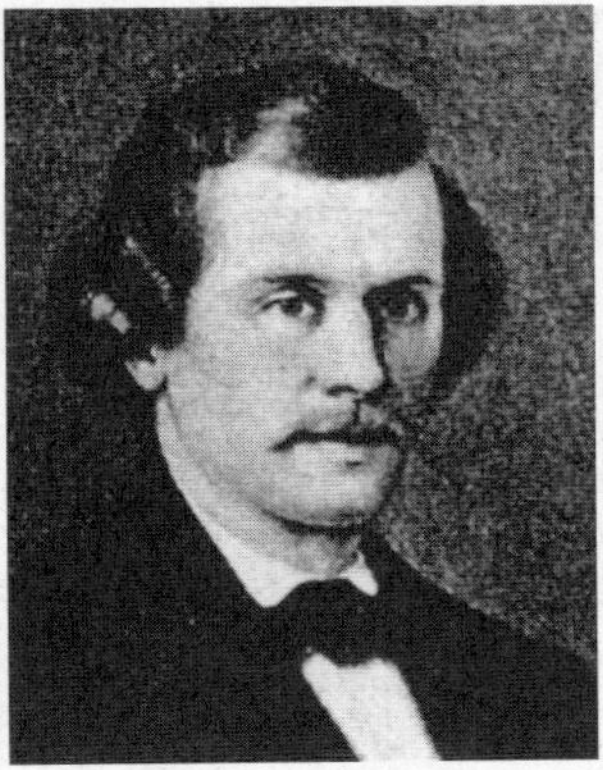

ヤーコプ・ブルクハルト

強いて言うならば、ディルタイの歴史記述方法においてはひとつの時代の典型としてのある現実の人間に集中する個性記述的傾向がやや濃厚であるが、ブルクハルトの方法は、受難に耐え抜く人間に関する、より法則定立的な傾向をも有している。もちろん、法則定立的と言っても、ブルクハルトの感受性は凡庸なる実証主義者たちのそれとは比較できない鋭敏を示しているが、ともかく、それゆえにディルタイは『シュライエルマッハー伝』第一巻を書き、ブルクハルトは『イタリア・ルネサンスの文化』を書く。そしてディルタイはブルクハルトを「背景を与えているだけで、前景を与えていない」と批判することになる。だが、ブルクハルトはこの気鋭の若いディルタイを好意的に高く評価していた。

このような事情についてもヤスパースはまったく無関心であるように思われる。ヤスパースにとって〈歴史家〉ディルタイは眼中になく、「自然をわれわれは説明し、精神生活をわれわれは了解する」というテーゼのみを精神病理学にとって有用として採用しただけだと言わなければならない。ヤスパースにとって法則定立的方法は「自然的領域」にのみ親和的であって、「歴史的領域」とは無縁である。同じく法則定立的方法と言っても、「歴史的領域」においてこれを駆使したブルクハルトのそれと「歴史的領域」自体を事実上切り捨ててしまったヤスパースのそれとは峻別されなければならない。この意味で精神病理学は〈歴史不在〉の「了解」、という奇妙な方法を、一九一三年以降、手にする結果となったのである。*

*カール・レーヴィット、西尾幹二、瀧内槇雄訳『ヤーコプ・ブルクハルト』、ちくま学芸文庫、一九九四年。ヴィルヘルム・ディルタイ、小林靖昌訳『近代的人間像の解釈と分析』、理想社、一九六六年。ルードルフ・A・マックリール、大野篤一郎、田中誠、小松洋一、伊東道生訳『ディルタイ』、法政大学出版局、一九九三年、などを参照のこと。

すなわち、ヤスパースは、精神病理学に「了解」という方法を導入したとき、このような〈歴史〉感覚を切り捨ててしまった。これは全人的「生」の表出の歴史性を理解するにあたって、致命的な操作であった。ヤスパースの歴史感覚は、ブルクハルトのそれと比較すればもちろんのこと、ディルタイのそれよりもはるかに鈍いものであったと言わざるをえない。目の前にいる精神病者の心的世界を「静的」に、現在形の時制のみで感情移入し記述すること、目の前にいる現在形の精神のかたちを「了解可能」、「了解不能」、「説明可能」と分類すること、これがヤスパースの「了解」であり彼の「現象学」であった。

彼は言う。「……精神的なものは了解の領域であり、物質的なものは因果的説明の領域であるという尤もらしい考えは誤っている。物質的性質のものにせよ精神的性質のものにせよ、原則において因果的説明に従わないような実際上の事象はなく、精神的事象も因果的説明に従いうる。因果的認識には限界は少しもない。（中略）これに反して了解は至る所に限界を持つ」（強調、ヤスパース）と。*

＊カルル・ヤスペルス、内村祐之・西丸四方・島崎敏樹・岡田敬蔵訳『精神病理学総論』第五版、岩波書店、一九五三〜一九五六年。引用文章は邦訳書・中巻の冒頭、「第二部・精神生活の了解連関（了解心理学）」のなかにある。この「第二部」は『精神病理学総論』のなかでも最も重要な、ヤスパースの「了解」概念を理解する上で不可欠の見解に満ちている。ちなみ

にこの「第二部」でヤスパースは注（邦訳書・中巻、一八頁）においてディルタイとマックス・ウェーバーの名を以下のように挙げている。「「了解」は昔から方法的に意識された精神科学的根本態度である。〔中略〕ディルタイは説明心理学に対する記述的分析的心理学とよび、〔中略〕私は了解心理学といった。この名は一般に行われている。了解についての方法的意識はマックス・ウェーバーの著作を通じた偉大な伝統と関連して私に解るようになった」。このような文章は膨大になっていった『総論』全体を見ても他所になく、精神病理学という一個別精神科学を二〇世紀思想史のなかに位置づけるとき無視できないものであろう。

「自然的領域」の「説明」に対する「歴史的領域」の「了解」の優位性を論証せんとし、これは自然科学の妥当性の根拠を精神科学において見出そうとしていたディルタイに対し、これはヤスパースのあからさまな反逆ないし錯誤である。私はここにヤスパースに沁みついた医学的思考法とその限界を見る。これはヤスパースの若さゆえではない。約三〇年間にわたって改訂増補が繰り返された『精神病理学総論』の認識論的骨格は、「説明」されるべき「因果連関」の極端な重視、「歴史的連関」抜きの「了解連関」の維持という原点において一貫している。ヤスパースにおいて始まったのは、極言すれば、忘却を前提としての精神現象の整理整頓であった。厳密な学としての精神病理学は、潜在的にうごめき続ける〈生命〉と〈歴史（言語）〉の相互浸透的なダイナミズム、巻きつきあい、相互的限定の様相を切り捨て、「生」の表出の意味を背景から規定している各自的歴史性を、さらには〈力としての歴史〉のアクチュアリティを視野の外に置く操作から誕生した。精神病理学と歴史感覚の認識論的乖離はヤスパースから始まった。結果として、厳密な学としての精神病理学は、出発点において〈歴史不在〉あるいは〈力としての歴史・否認〉という刻印を押されたわけである。ハイデガーやガダマーがディルタイと対決し、これを批判しつつ超克し、いまなお巨大な思想史的力を維持しているのに反し、ヤスパースは、高潔な人格としては尊敬されつつも、哲学者としては、良かれ悪しかれ思索の凄絶、苛烈な徹底性に欠けていると見なされても仕方がないと言わなければならない。理由は明らかであろう。〈いま・ここ〉という「精神」と「生」の現場において、来歴あるいは〈いま・ここ〉の直下の根拠を感受すべき〈歴史〉感覚を、彼が、「了解」概念の導入にあたっては捨て去ってしまったからである。

精神病理学に導入された「了解」概念がディルタイと異なっていることは事実であるが、しかし、この点においてヤスパースを批判する場合、われわれは慎重でなければなるまい。思想史的に見てヤスパースの「了解」がディルタイのそれと無縁であるとは言えないにもせよ、事実として哲学者ヤスパースがディルタイをまったく重視していないことは留意されるべきである。すなわち、ヤスパースは「了解」概念を彼が当時「唯一の哲学者」として尊敬しパーソナルな交流もあったマックス・ウェーバーの影響下で考えていた可能性は大きいと言わなければならない。ここに二〇世紀精神病理学の方向づけにまつわる問題が潜んでいると私には思われる。たとえば、ウェーバー自身、彼の一九一三年発表の論文において「……K・ヤスパースのいろいろな論稿（とくに最近では『精神病理学総論』）を参照されたい」と書いている。それゆえ、ディルタイからヤスパースへと「了解」概念が引き継がれたという考えの単純さ自体（この見解は本邦の精神病理学界では常識とされている）、再検討される必要がある。しかし、いずれにせよ、〈全人的生命〉の認識論的根底は〈自然〉ではなく〈歴史〉である、〈力としての歴史〉である、と考えるディルタイの思想がヤスパースによって継承されなかったゆえに精神病理学がいかに大きな可能性を失ったか、これは熟慮されなければならない思想史的経緯であろう〔マックス・ウェーバー、林道義訳『理解社会学のカテゴリー』、岩波文庫、一九六八年、参照、訳文は一部変更した〕。

　では、〈歴史不在〉、〈力としての歴史・否認〉を方法的に採用した精神病理学者ヤスパースは〈自然生命直接的事態〉を「見る」ことができたか。まったくできていない。ヤスパースにとって〈自然生命〉は生物学的に「説明」されるべき物的対象と化している。徹底的に科学的に間接化されてしまっている。〈祝祭性〉は物理学的に凍結されて、抹殺されている。それゆえ、精神病理学者ヤスパースは〈力としての歴史〉に対してだけでなく、

〈自然生命直接的事態〉に対しても盲目である。のちに詳しく考察するが(第七章)、人間探求において、〈力としての歴史〉という間接化の原理を見ない者は、必ず〈自然生命直接的事態〉をも見失う。双方を視野におさめるか、双方とも見損なうか、どちらかなのである。結局、ヤスパースは、『精神病理学総論』の著者としては、双方とも見失っている。彼に残されたのは、病者の体験の静的記述現象学と自然科学的世界観のみであった。ヤスパースの精神病理学には〈歴史不在〉という刻印が押されているという場合、事情はこのように理解されなければならない。

b フロイトのエス論

もうひとつの問題はジークムント・フロイトSigmund Freud(一八五六〜一九三九)の精神分析創始とその影響力の大きさに存する。私はかつて別の所でフロイトをエス論者と呼んだ(渡辺哲夫「歴史に向かい合うフロイト」、S・フロイト『モーセと一神教』、渡辺哲夫訳・解題、日本エディタースクール出版部、一九九八年(ちくま学芸文庫版、二〇〇三年)、参照)。これはフロイトの歴史感覚の特異な歪みを指摘するためであった。「エスの中には時間観念に相当するものは何も見出されません。すなわち時の経過というものは承認されません。……そこには時間の経過による心的過程の変化ということがないのです」(一九三

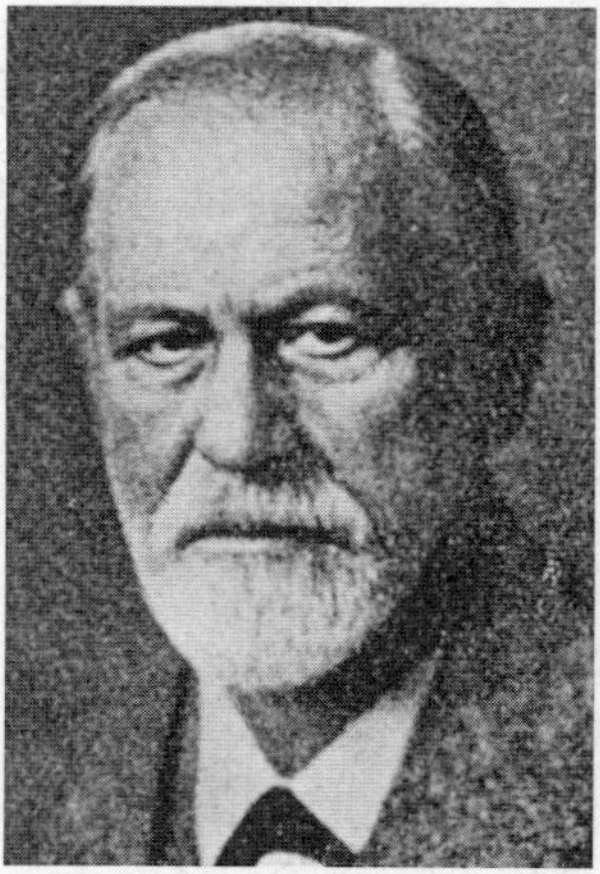

ジークムント・フロイト

三年）*と言われるように、エスは時間以前、歴史以前、個性的人格以前の、ほとんど神話的なエネルギー体である。また、さらに、「自我とエスとの区別をわれわれは、原始人だけではなく、もっと多くの単純な生物にも認めねばならない」（一九二三年）（S・フロイト、井村恒郎訳「快感原則の彼岸」および「自我とエス」、『自我論』、日本教文社、一九七〇年、参照）

以上、エスは言語以前の無分節体でもある。

＊S・フロイト、懸田克躬・高橋義孝訳『精神分析入門』（続）、第三一講「心的人格の解明」、人文書院、一九七一年。この『精神分析入門』に関して本邦を代表するひとりの思想家の興味深い証言がある。「『精神分析入門』は、一九一五年から一九一七年にかけて、ヴィーン大学精神科病院の講堂で行はれた講義が、一言半句も変へぬ形で、一本に纏められたものだ。「私は当時、蠟官式蓄音機の如く、物を記憶する才能を持つてゐた」と著者は言つてゐる。『続精神分析入門』が出版されたのは、それから十五年後である。これも講義の形を取つたものだが、実際に講義が行はれたわけではない。彼は、下顎部の癌の手術を受け、講義など思つても

みられない状態にあった。にも拘らず、以前、第二十八講で終へた講義が、同じ話し方で、第二十九講と続くという形で、彼はこの新刊書を纏め上げたのである。これは到底看過できない事である。――「皆さん十五年といふ長い歳月をへだてて、その間に精神分析学が獲得した新しい、恐らくは又改良された事柄について、再び話し合ふ為に、御参会を願つたのであります」――読者はおのづから気付くであろうが、このやうな語り方に現れてゐるのは、修正も改良も要らぬフロイトの変わらぬ人柄であろう」。小林秀雄『正宗白鳥の作について（六）』、『文学界』（再掲載）、一九八三年、五月号、一一九頁（旧漢字のみ変更した、渡辺）。早くも昭和三七（一九六二）年に『見失われた歴史』と題して「フロイディズムには《ママ》、フロイトという人間を欠いてゐる」と看破した小林秀雄にとって、思想史の中枢に深々と切り込み、思想史の強度を高め続けている精神病理学者・「変わらぬ人柄」はフロイトただひとりであったということだ。『正宗白鳥の作について』という絶筆の最後の四〇枚強（四〇〇〇字原稿用紙）がすべてフロイト論に費やされており、フロイトとユングの対決に論が転じられたところで、死病ゆえに文章が切れている事実は精神病理学にとって熟慮すべきことである。思想史に対するフロイトの精神病理学の影響力は別格だとしても、フロイトの場合とは逆に、思想史の力によって、特定哲学の力によって専門的思考の中枢部を全的に占拠され、これに屈服して平然としている、誇りを失った精神病理学者は無数にいる。この不快な実情は二一世紀においてこそ凝視されなければなるまい。

エスという精神分析の中心概念がこのように時間以前、歴史以前、人格以前、言語以前の、虚空に浮かぶ混沌の如きものであるならば、精神分析もまた、ヤスパースの「了解」心理学（ヤスパースの考える現象学）と同様に〈歴史不在〉の学であるのは明瞭だろう。ここで「抑圧されたものの回帰」に時間性、人格的個性、歴史性、言語的に媒介された構造的間接性をみることは可能と思われるかもしれない。しかしフロイトは、由来のみが異なっていてもエスと「抑圧されたもの」は質的に同じだとの断案を下しているのである。*「回帰」する、しない、にかかわらず、「抑圧されたもの」は、〈いま・ここ〉を満たす伝統的精神史の力の代役をつとめることなどできない。「抑圧されたもの」は空間的に観念された心的装置の内部で浮沈を反復するだけであって、この匿名の力動の汎生物的、没個性的、非歴史的特性は不変である。われわれの精神は胚細胞の活動をモデルとして理解される。** 理論的修正は可能だろう。だが、フロイトの学問における徹底した〈歴史不在〉の特質は、われわれの批判の彼岸で、知的大衆の群れのなかで、すでに強大な力をえてしまったと言わなければならない。『トーテムとタブー』（一九一三年）は、ヤスパースの『精神病理学総論』初版本と同年に世に出たが、いかにも人間固有の歴史を論じているように書かれている。この論文を執筆中のフロイトは、人類史の謎を解き明かしつつあるという歓喜の念でいくらか興奮状態に陥ったという。*** これもこの精神病理学者に固有とも言うべき〈歴史〉感覚の独特の歪みを示すエピソードである。つまり、この論文で著者は人間精神の持続する同一不変性を証明したと信じたのであるが、実情は、原父殺害を中枢に置いたエディプス・コンプレクス論を駆使して著者の思考法にふさわしい、好ましい、都合のよい過去の物語を制作しただけの話である。想起しない、あるいは想起できない歴史感覚というパラドクスは、ここにもすでに現れている。

＊　フロイトは最晩年に至って「エスの二つの範疇」という興味深い見解を述べている。すなわち「最初すべてのものがエスであった」とされるエスと、「抑圧されたもの」としてのエスを分けている。さらなる論の展開はないが、フロイトが、言わば〈直接態のエス〉と〈間接態のエス〉とを区別し始めていたことは、彼の〈生命〉と〈歴史〉にまつわる思索のたいへんな深さを示唆している。S・フロイト、小此木啓吾訳「精神分析学概説」、フロイト著作集9、人文書院、一九八三年、一七二頁参照。

＊＊　S・フロイト、井村恒郎訳「快感原則の彼岸」、『自我論』、日本教文社、一九七〇年。ある証言。「『快楽原則の彼岸』の中のいろいろな概念が精神分析家たちに賛否両論の入り混じった気持ちで受けとめられたのに対して、その三年後に『自我とエス』(Das Ich und das Es)の中で述べられた考え方は、それが精神分析理論の大幅な修正を意味していたにもかかわらず、圧倒的な賛同を受けた」。アンリ・エレンベルガー、木村敏・中井久夫監訳『無意識の発見』下、弘文堂、一九八〇年、一一二頁。

＊＊＊「……「私は思考の全能感に浸っています」。十二月半ば、フロイトはフェレンツィに宛てて書いている。その頃彼はいつもながら強迫的に第三論文に没頭していた。そして二週間後、その没頭ぶりを物語るように、こう書き送っている。「私はここのところずっと全能感に浸っていて、最高の気分です。何かを成し遂げたかったら、そうでなくてはいけません」。一九一三年四月までには、いま「トーテム論」を書いている最中だと報じることができ、翌月には第四論文を自画自賛するまでになった。「いまトーテム論を書いていますが、これは私の最も重要な、最良の、そしておそらく最後の優れた論文だという気がしています」。……」ピーター・ゲイ、鈴木晶訳『フロイト』1、みすず書房、一九九七年、三八一頁参照。

フロイトにおける奇妙な歴史感覚のパラドクス、これは私の勝手な感想ではない。フロイト自身がその遺書とも言うべき『モーセと一神教』（一九三九年）に至って事実上告白してしまった事情である。すなわち、エスの力とエス論者の不屈の信念を圧倒的な力でもって支配するほどに強力なモーセという人物とその掟に邂逅したこと。あるいは、ひとりのユダヤ人の〈いま・ここ〉を、三人称的自我審級ならぬ一人称的「歴史のなかの〈わたし〉」を、決定的に限定している、エス以外の異質な力が痛感されたこと。ここに至ってフロイトは、ようやく、精神史に潜在する〈力〉、〈歴史と言辞〉の不可分離性を伝承論としてかなり苦しそうに語り始める。〈力としての歴史〉によって間接化されたエス（「抑圧されたもの」)が〈自然生命直接的事態〉としてのエスと異なっている可能性について、迷いつつ書き始める。だが、時すでに遅しとも言える。この〈歴史不在〉の学は、創始者の孤独な苦悩など無視して、世界中の大衆のなかへとすでに拡散してしまっていたからだ。*

＊『トーテムとタブー』と『モーセと一神教』のあいだにある思想史的に見て極めて深刻な論理的かつ心情的亀裂の具体的詳細については、拙訳『モーセと一神教』に付した拙論「歴史に向かい合うフロイト」を参照されたい。この書においてのみ、フロイトは「修正」と「改良」に迫られた、〈力としての歴史〉の強度をはっきりと感知した、と私は考えている。

ヤスパースと比較するならば、フロイトは最晩年に至って、自身と自身の学問が〈力としての歴史〉の支配下にあることを感知した点で、鋭敏であった。また、「死の欲動」を論じた時点で〈自然生命直接的事態〉さらにはその〈祝祭性〉に肉薄したと言える。しかしエスの超(非)〈歴史〉性の強調は多くのフロイディアンによって安易に受容され、精神分析は結局〈歴史不在〉の学となった。だが、〈自然生命直接性〉に肉薄した「快感原則の彼岸」と〈力としての歴史〉に肉薄した「モーセ論」が双方ともに、弟子たちに人気がなく、弟子たちを困惑させ、師に対する批判を呼び起こした事実は興味深い。フロイトの鋭敏な感受性と思索の苛烈さはついに弟子たちに理解されなかったと言ってよかろう。

いわゆる正統精神病理学の本格的開始を告げたヤスパースと、大きな思想運動にまで展開してゆく精神分析の創始者フロイト〈彼は精神分析を気軽に精神病理学と書く〉、この二人の学問に、ニュアンスの差はあれ、ともに〈歴史不在〉という刻印が押されているのは、二〇世紀人間精神の特有の狂性を帯びた相貌と人間精神の狂性の認識を任務とした一学問が敗北してゆくプロセスとの関係を考えてゆくにあたって兆候的な事実である。

われわれの各自的な〈いま・ここ〉の経験がさまざまに限定されながらも自明に持続しているのは、われわれが、言わば、その都度すでに〈歴史内存在〉だからである。「歴史の俘囚」だからである。各自的「生」の〈いま・ここ〉の自然な自明性が保障されているのは、各自的「生」の〈いま・ここ〉が言語という有機的組織の潜在的持続に、すなわち序章で述べた〈力としての歴史〉に、直下からがっしりと支えられ、所有され保護されているからである。生き生きとした生活世界がその都度すでにダイナミックに、アクチュアルに「既知の」意味分節世界として立ち現れ続けているからである。〈いま・ここ〉という特殊人間的な「生」の自明性を支えたり揺るがしたりしているのは「因果連関」の領域〈ヤスパース〉だけではなく、先に注記した〝直接態〟としてのエスだけでもない。まさしくディルタイの言う通り、「生」と「歴史的連関」の相互浸透的なダイナミズムにほかならない。

これ以上の論の展開は、いまのところ控えておこう。ここでは、まず、二〇世紀、精神病理学が歴史感覚抜きで（歴史感覚に見捨てられて、歴史感覚を切り捨てて）出立した、つまり、学としての精神病理学には〈歴史不在〉の刻印が押されている、という事実的問題に焦点をしぼる。そして、さらに、この学の〈歴史不在〉の特質と二〇世紀の精神病理学を席捲した「分裂病中心主義」とも言うべき事態とを結びつけた事情を解明することに論点をしぼる。

精神的に「病む」ことを問うにあたって「病む」ことを語る学問の特質を問うのは当然であろう。もしも「病んで」ゆくのが精神病者だけではなく、精神病理学そのものであったなら、いな、われわれ自身すらも「病みつつ」あるのなら、われわれは根底からすべてを問いなおさなければならない。〈歴史不在〉そして〈歴史不在の想起（あるいは不在を想起するという不可能事を強制されていること）〉という限界状況に立たされているのは、いわゆる「狂人」だけではなく、精神病理学という学そのものではないか？　また、病んでいるのは、この学を都合よく護符として利用しつつ突進し続けているわれわれ大衆ではないか？　これが私の問いである。われわれは「狂気」という言葉を安易に使えない時代に突入してしまっている。「狂気」が「狂気」以外のなにものでもないことを決定する公理などどこにもなくなってしまったのだ。神ならぬわれわれにとっては、ただ〈力としての歴史〉と〈自然生命直接的事態〉とが織り成す謎めいた緊張関係のみが唯一最奥の問題になりうるだろう。

序章においてすでに示唆されていることだが、〈歴史〉という多義的な言葉をはっきりと一義的に限定してゆくにあたって、いわゆる精神分裂病者*の証言に助けを求めざるをえない実情が、すでにして、われわれの精神病理学の〈歴史不在〉という窮状、この学は固有の歴史概念をもっていないという窮状を示している。しかし、〈歴史〉において「病む」ことの具体性を教えてくれるのは、体系的な学や確定された概念群などではなく、苛烈に「病んで」ゆく者たちの、歴史性をめぐる命を賭けた証言でしかないのもこれまた当然の事実であろう。

＊「精神分裂病」という日本語は最近「統合失調症」と変更された。だが、本稿の主題がいまはなき二〇世紀の「精神」である事情から、従来の呼称を用いることにする。

繰り返す。本稿において〈歴史〉と言う場合、この概念はかなりきつく限定されなければなるまい。このことは序章において予見されていたが、表現を変えて繰り返し論じなければならない問題はたしかにあると言わざるをえない。ここで、いま一度、〈歴史〉について考えておきたい。ここで問われているのは「日本史」や「世界史」などという歴史ではなく、「内的生活史」（ビンスワンガー）でもなく、いわゆる「純粋持続」ないし「生の躍動」（ベルグソン）とも似て非なる概念である。この概念はフロイトもヤスパースもなかなか感受できなかったものであり、ブルクハルトやディルタイですらもランボーや小林秀雄ほどには徹底的に思索しなかったことだが、後段（第二章）において病者に教えてもらうまえに、ある程度の限定は表現を変えて、なされておくべきだろう。

たとえばわが国の精神病理学者、木村敏によって以下のような発言がなされている。

「「リアリティ」と「アクチュアリティ」という二つの用語は、本書のなかでしばしば対概念として用いられている。辞書の上では両方とも「現実性」や「実在性」の訳語が当てられていて、実際にもかなり漫然と類語として理解されているようである。しかしそのラテン語の語源をたどると、リアリティのほうは「もの、事物」を意味するresから来ているし、アクチュアリティのほうは「行為、行動」を意味するactioに由来している。〔中略〕つまり同じように「現実」といっても、リアリティが現実を構成する事物の存在に関して、これを認識し確認する立場から言われるのに対して、アクチュアリティは現実に向かってはたらきかける行為のはたらきそのものに関して言われることになる」〔木村敏『偶然性の精神病理』、岩波現代文庫、二〇〇〇年、一三頁以下参照〕。

木村の生命論的差異に関する文脈とは一見異なるにもせよ、歴史の概念にもこのような言わば存在論的差異を、すなわち、歴史論的差異あるいは時間論的差異を認めるべきである。それが可能であり必要である、と私は思う。すなわち「もの、事物、個別的事件、人物」のリアルな連鎖として抽象的に観念される「歴史」と、「現実・現在」がそこに依拠する根拠としてのアクチュアルな〈力としての歴史〉とを分けて考えることは必要であると考える。リアルな「歴史」は言わば「死物連鎖世界」である。この「死物連鎖世界」を賦活し「活物」としての「生き生きとした現在」にするのがアクチュアルな〈力としての歴史〉あるいは〈歴史の力〉である。このアクチュアルな〈力としての歴史〉こそが「現存在」がそれに依拠している根拠、言うならば、「現存在」の直下にて「現存在」のまとまりを与えているアクチュアルな〝記憶〟なのである。分裂病者を襲う深刻な離人症は、このアクチュアルな〈力としての歴史〉に依拠しえなくなったリアルなだけの「歴史」、「死物世界」の連続しか体験できない事態である。私が本稿で〈力としての歴史〉あるいは〈歴史の力〉と言う場合、これは徹底してアクチュアルな〈力〉のみを意味する。もちろん、この〈力〉が人間を〈自然生命直接的事態〉から排除している、けれどもまた、〈自然生命直接的事態〉に直撃されることから人間を保護してもいる、〈力としての歴史〉の本領は、人間の経験をいつも必ず間接化する、差異化しつつ「既知のもの」の同一性を保証し続ける点に存する、人間を「歴史の俘囚」にする、という序章の考えは、この論旨においても、そのまま妥当している。

煩瑣な反復が多いと思われるかもしれないが、このような思索を持続してゆかないと理解できない厄介な事情が二〇世紀精神病理学史には隠れているのである。とりわけ、以下の章から現れてくる〈歴史不在〉あるいは〈歴史不在の想起〉という言葉が正しく理解されるためにも、基礎的問題に関するこのような反復論述は不可避であると思われる。

第二章　分裂病と〈歴史不在〉

〈歴史不在〉の証言、あるいは、その〈不在の想起〉、すなわち最初から敗北を決定づけられた孤独な闘争にまつわる証言、これらが顕在的かつ論理的に語られるのは稀である。しかし証言抜きでも、長年いわゆる分裂病者と付き合っていれば〈歴史不在〉はほとんどの病者たちにおいて透けて見えてくる。それゆえ、以下に例示する少数の人たちを特殊とみる必要はない。

a　虚空に舞う個的生命体、アンネの闘い

主治医であるヴォルフガング・ブランケンブルク（一九二八～二〇〇二）はアンネ・ラウが二〇歳のとき彼女を担当し、彼女の自死までの約三年間、彼女の言葉に耳を傾けた。有名な症例なのでアンネの貴重な証言の多くを割愛し、本稿の問いに直接するブランケン

ブルクの文章をまず引用する。

「アンネは、朝がやって来るたびに「いつもなにもかもまるで違って」感じるのだと訴えていた。いったいなにが違っているのかという質問には、ちゃんと答えることができなかった。むしろなにか当惑したように間を置いてから「生きることや、義務や、人間であるということ……」などと答えはしたが、これらのことばでは十分意を尽していない様子だった。個々の物事が変化しているわけではないし、前の日のいろいろな出来事はよく覚えているのに、ただこれらすべてのものがそこにおさまっている枠組が毎朝別のものになってしまうのだという。彼女は明らかに、過去との連続性の欠如を、しかも右に述べたような特別なあり方での連続性の欠如を来たしているのである。それは対象的に捉えられるような時間経過に対する関係、たとえば狭義の記憶障害といったものではない。にもかかわらず過去との関係が、根本的な仕方で変化しているのである。

アンネは、昨日のこととのつながりがないと訴えたのとほとんど一つのこととして、次のようにも語った。「私はいろいろなものとの関係をなくしてしまったのです――ずっと前から、家にいたころからなんです。あるときから突然、まるでそういうことになってしまったのです」。これらのことばでは過去との独特な関係が強調されているが、その内部では、引き裂かれているのがさっき述べられたばかりの昨日とのつながりなのか、それとも以前の子供時代とのつながりなのかは、明らかにたいした違いではないらしい。過去と後向きの不連続性という点ではどちらも同じことなのである。どちらの場合でも、過去といいうるものすべてとの関連が、より正確にいうと、来歴や自己の既在ということとの関係が、おしなべて問題になっている。「どこから」ということが実存から欠落しているのである」（一九七一年、原著刊行。強調、ブランケンブルク、以下、同じ）（ヴォルフガング・ブランケンブルク、木村敏・岡本進・島弘嗣訳「Ⅷ・現象学的解釈　B・時熟」、『自明性の喪失』、みすず書房、一九七八年参照。以下にもアンネの言葉はかなり引用されるが、煩瑣を避けるため、その都度の邦訳書の頁表記はしない）。

アンネにおいて問われるべき〈不在〉について、「枠組」の変容、「過去との連続性の欠如」、「後向きの不連続性」、「来歴」ないし「自己の既在」そして「どこから」の欠落と述べる主治医の直観は示唆的である。アンネには「漫然と日を送る、昨日のように今日も明日も」生活してゆくことができない。「ひと」（ハイデガー）の生きかたができず、彼女は「現実のうちにとどまることがとてもむつかしいのです。毎日毎日、新たに、はじめからやりなおさなければなりません」とも言う。アンネは何をするにも何を考えるにもその都度「新たに」生きる「はずみ」をつける途方もない努力を強いられている。人間としてきちんと生きる力を一瞬一瞬自力でつくり出さなければならない。彼女はいつも停止状態から人間として生き始めなければならない。これは不可能事である。人間として生き続けること、「ひと」になること、日常性への「頽落」(ハイデガー)という精神衛生対策の失敗は目に見えている。

アンネにおける〈不在〉がいかなる地平で問われなければならないか、理解されてくるだろう。問われるべきは主観的時間体験の異常などではない。時間はどのように構成されるのか、という根底的な問いが発せられねばならない。時間のなかにあると考えられがちなリアルな「いま・ここ」の変容などではない。時間のなかの何かがリアルに「不在」であることが問題なのではない。現在の自明な構成と持続の根拠それ自体の〈不在〉が問われている。要するに、アンネにおいては、時間をその都度に構成し持続せしめる〈力〉としての「枠組」の〈不在〉が露呈してしまっているのだ。この「枠組」の〈在・不在〉はわれわれには経験しにくい事態だろう。それゆえ、これをしっかりと名づけることも難しい。しかし、よくよく考えてみるならば、私はこの「枠組」をこそアクチュアルな〈力としての歴史〉と呼んでいるのである。冒頭の「歴史の俘囚」なる表現を想起するならば、アンネはまさに「歴史の俘囚」になれないという一点において病んでいるのである。

〈歴史〉と時間ないし時間経験とを安易に同じと見なすことはできない。いわゆる時計時間および物理学的点時刻連鎖はここでは論の外に置くが、経験され生きられる時間も、ただちに〈歴史〉とは言われない。「時の流れ、歴史の流れ」という日常語はあるが、〈歴史〉は決して「流れ」ない。過去・現在・未来という顕在的かつ素朴な時間分節は、じつは〈いま・ここ〉が想起的、知覚的、そして予期的な相貌を帯びて「立ち現われている」ということである。* さらにこの〈いま・ここ〉は、時制を構成する場であり、かつまた、なんらかの力によって間接化され、構成され続ける場でもある。この持続する生き生きとした現在を構成し続ける原初的な力こそ〈力としての歴史〉にほかならない。そして、間接化されて〈個的生命体〉となった人間が活動し続ける場合に、われわれはこの〈個的生命体〉を〈歴史的・生命体〉あるいは〈特殊人間的・生命体〉として理解している。かたちのない〈勢い・奔流〉としての〈生命〉が「枠組」としての〈歴史〉による拘束ないし限定を受け容れて、おのれにかたちを与えられ、〈力としての歴史〉が〈生命体〉を特殊人間的に、間接態へと限定する、つまりは「生命」を「生活」に、「生活」を「人生」にする、という〈生命〉と〈歴史〉との相互的なダイナミズムがここにはある。

＊このような時間論的感覚を、私は大森荘蔵の哲学的論著さらには故人との私的対話、私信から学び、理解した。大森哲学における「時間」論は、主観的時間体験論と解されがちであるが、多くの論著を熟読するならば、ここで感受され論じられている事態が「宇宙風景のものごと」の根底的な「立ち現われ」様式であり、現存在を構成する時間性の次元にあることが理解されよう。私見だが、大森哲学はフッサール哲学よりもはるかに徹底的に現象学的な営為である。特殊人間的な「精神」のいっさいを「世界」に返還してゆく思索にはいくらか狂的な質す

ら感知される。だが、狂的だから間違っている、などという俗見に服してはならない。この稀有の哲人との対話において私の〈歴史〉概念は宙に浮いたままに終わったが、大森哲学が〈歴史不在〉の特質を帯びていること、それにもかかわらず、この哲人がおのれの思索の根拠をおのれの直下に有していること、は確かである。それゆえ、私は、人間が人間である究極の〈根拠〉は〈力としての歴史〉のみであると強弁するつもりはない（第七章c参照）。

アンネにおいて主観的時間体験の異常が問題とならず、恐ろしいことだが、現存在の時間性を構成する運動自体の失敗が問われなければならない事情を、私は右に略記したような前提に立って解読してゆこうと思う。ブランケンブルクのように基礎存在論の鍵概念たる「時熟」や「先験的完了態」を用いて理解しようとすると、どうしても〈生命体〉と〈力としての歴史〉が相互に絡み合う不思議な光景、ただ人間だけに課せられた謎、素朴だが深い問いの地平がかすんでしまうからである。

アンネがわれわれと同様に一個の〈生命体〉であることに異論の余地はない。彼女が「いろいろのことを落っことしてしまっているのです。でもそれだけじゃありません。なにかが抜けているんです」と言うとき、また「ひとつの路線を続けるのはとてもむつかしい」と繰り返し訴えるとき、「枠組」、「後向きの連続性」、「来歴」の本性が見えてくるだろう。それは〈生命〉活動を人間的な事態として差異化しつつ限定し、構成しつつ造形する〈力としての歴史〉にほかならない。この〈力〉は、〈生命体〉が、具体的には能動的に言語活動をしつつかつまた受動的に言語活動に所有されつつ、特殊人間的な事態としておのれの動きを理解するための、言わば鏡としての、あるいは、掟としての〈歴史の力〉なのである。

人間が人間らしく生きるためには〈生命体〉と〈力としての歴史〉との均衡ないしはリズムをもった平衡ある交代運動がどうしても必要である。相互に反撥し合おうと、相互に隠蔽し合おうと、そこにはいつも絶妙なバランス維持がなければならない。アンネは地獄の苦しみのなかで自殺して果てたが*、この苦しみは皮肉にも〈生命体の勢い〉の相対的かつ不可逆的過剰という不均衡ゆえだとも言える。この〈歴史なき生命体〉がなぜ露呈するか、その原因は分からない。分かるのは、アンネを分裂病と診断することよりも、彼女における〈歴史不在〉あるいは「枠組」の不在、そして〈歴史不在の想起〉あるいは「枠組」の不在の想起という痛ましい孤独な闘争を、そして、ひとつの〈生命体〉それ自体の事実的消滅を見つめる態度のほうが肝要だ、ということである。ほとんど語りえぬ事態をとまどいつつも語った彼女の言葉、主語も述語も時制もかなりしっかりしている言葉に触れてアンネに狂気を感じるのは難しいかもしれない。しかしアンネは狂気に殺された。これは紛れもない事実である。〈歴史〉に助けてもらえなかった〈生命体〉が「病み」、人間精神に固有のかたちを失い、死んだのだ。アンネの「病み」かたが特殊ではなく、いわゆる分裂病性の幻覚や妄想と地続きである実情を理解するために、私が直接経験したいわゆる分裂病者を幾人か示すつもりである。**

*「……「限界を見つけること、それがおとなになることなのです」とアンネは言う。時間的なもののうちに限界を見つけることは、同時に、〔人生の〕有限性のうちに自分の居場所を見出すことをも意味する。このことがアンネのような患者ではうまくいっていない。彼女の自殺衝動は苦しみが耐えがたくなることから生じるだけではなく、同時に、現存在の有限性を無理やりにでも獲得しようとする意志としても理解できる」。ブランケンブルク、前掲書、一五四頁参照。ここに、言わば、純粋〈生命〉の無定形性に人間のかたちを与えんとするアンネの歴史的存在への先駆的覚悟性、アンネという若い女性の人間としての尊厳を見ることもできよう。

** これまでの論述に忠実であるならば、〈歴史不在〉を生き、〈力としての歴史〉によって保護されなかったアンネは、〈自然生命直接的事態〉に呑み込まれて幻覚妄想・夢幻状態あるいは緊張病性興奮というような激烈な〈祝祭性〉を帯びた原始的とも形容すべき狂乱状態を呈してもよいはずである。木村敏の言うイントラ・フェストゥム的狂気に陥ってもおかしくないはずである。だが、アンネは、〈自然生命直接的な爆発的狂気〉とまったく無縁であった。理由はおそらくアンネという個的生命体においては、癲癇者で最大であるような瞬間的かつ爆発的な「生・それ自身」（ヴァイツゼッカー）の勢いが量的に不足していたということに求められよう。換言するならば、アンネという個的生命体に拘束されていた個別的な〈生命の勢い〉と「生・それ自身」との「根拠関係」が脆弱であったのだろう。いま、私には断案を下すことができない。ここに現れている問題は私にとって極めて重大な宿題である。いつか宿題報告ができるかもしれない。

われわれは二〇世紀初頭に開花した現代精神病理学が捨て去ってしまった感受性、それを欠くならば精神病理学がおのれの根拠を見失ってしまうような感受性の質を問い求めつつ、いわゆる分裂病者の証言に助けを求めている。失敗した学問に欠けていたもの、精神病理学に必要不可欠な、この学問の固有性を支え続けるような〈歴史〉の概念の特質を明瞭化するために、彼らの証言はかけがえのないものである。アンネがわれわれに教えてくれているのは、精神病理学にほんとうに必要なのは主観的時間体験の現象学ではなく、生活史上の個別的出来事相互の意味連関でもないという実情である。〈生命体〉を差異化・個別化・間接化する、すなわち〈歴史化〉する「枠組」の〈不在〉こそが、現存在における時間性の構成自体の失敗こそが問題だ、と彼女は言う。この「枠組」についてアンネはうまく語りえなかった。「私に欠けているのは何でしょう。ほんのちょっとしたこと、ほんとにおかしなこと、大切なこと、それがなければ生きていけないようなこと」、「いろいろのことを落っことしてしまっているのです。でもそれだけじゃありません。なにかが抜けているんです、でも、それがなにかということをいえないんです」と彼女は言う。このような訴えから対人関係論へ、コモン・センスの病理学へ、と思索を進めるのは可能でもあり有効でもあろう。だが、このような理解に欠けているのは〈生命体〉を間接化し続ける〈力としての歴史〉を感知する歴史眼あるいは歴史感覚である。いわゆる分裂病者の「現」の〈歴史〉的生成への眼差しは、貧困に過ぎた。アンネの証言は、精神病理学にはかなり特異な歴史感覚がどうしても必要だ、とわれわれに訴えかけている。

通常の歴史研究者から精神病理学が学ぶことはほとんどない。しかし、いわゆる分裂病者から学ばなければならない〈力としての歴史〉は、歴史学にとっても精神病理学にとっても不可欠である。

b　I氏の闘い

いわゆる分裂病者が〈歴史不在〉に呪われてどのような体験をするか、少し視野を拡大するために、もうひとりのいわゆる分裂病者に証言してもらう。

I氏は現在六三歳の男性。*幻覚妄想状態で発症したのは二〇歳のときで、以後、彼の歳月は入院生活でほとんどが占められている。彼は小学生の頃から「自分はあるのか？」という疑念をもち始め、かくれんぼ遊びの際、鬼にむかって「もういいよ」と言った途端に

「自分が無くなってしまった」ショックをいまだに忘れていない。「鏡ばかり見ていて「おまえは鏡の病気だ」としょっちゅう母に叱られました」との証言もある。母親は彼の発病後に死亡したがI氏には母親にまつわる回想が多い。「当時はオフクロとなら外出できたけど、ひとりだと、おかしくなっちゃうんです。方向音痴で、自分がどこにいるか分からなくなって……」などと語る。

＊ I氏について私はかつて報告したことがある。このときは、三人称的自我論のニュアンスの強い理解で、I氏の変化を「非項目的状況自我から項目的身体自我へ」と記し論じた。〈歴史不在の想起〉ゆえに製作された新奇な来歴改変妄想には立ち入らなかった。渡辺哲夫「身体の変貌――分裂病的独我性の一側面――」、『思想』六九八号、一九八二年、一四二頁以下参照。

以下に示すのはI氏が四〇歳の頃の言葉である。

「……自分というものが壊れて、きりがない。……いろんな物体で自分が消えないようにしてるけど、すぐ崩れちゃう。……何でもいいんです、物体を見て、物に行って、自分が無くならないように試すんですけど、すぐ崩れちゃう。……ボクはここにいますけど、ここにいないんです。自分がいなくなって、自分が何者か分からない。……精神っていうか体っていうか、何か大切なものが欠けている。自分自身をつなぎ止めるものが短いようで……時間ですね。……ポツポツとちぎれてる。……固めるもの、時間がないから体が変に動いて……。物に行く、いろんな物見つけて、ここだな、と思って、ちょっとのあいだは大丈夫なんですけどね。（ここって？）外全部ですねぇ、長続きしなくて崩れちゃう、それの繰り返しで……」

I氏が「物・自分」というのは、I氏の顔面、鼻、歯、手のひら、彼のベルト、ボールペン、他人の時計や眼鏡、メモ用紙、小型ラジオなど、要するにI氏の知覚現場にある物すべてである。「物・自分」が「崩れちゃう」と彼は「アタマにきて」その物を壊してしまう。そのため、I氏の顔面を中心にした自傷行為、彼の持ち物の破壊が頻繁に起こる。また、持ち物をI氏に奪われて壊された他の患者たちとのトラブルも生じてしまう。

I氏は「物に行く」ことの虚しさを承知している。求めている「自分」が知覚的・感覚的な「物体」（延長を有するモノ）ではないことを知っている。「自分」が持続するためにはI氏が訴える意味での「時間」がなければならないことを知っている。「物に行く」のは失敗を覚悟した上での補塡行為に過ぎないといってよいだろう。I氏もそのように言っている。さらに、なにゆえに失敗を運命づけられた補塡行為へと強制されるのか、ということすら彼はかすかに気づいている。I氏において何が〈不在〉であるか。すでに明らかであろう。アンネが「それがなければ生きていけないようなこと」、「何かが抜けているんです」と言い、ブランケンブルクが補足的に「枠組」と名づけたことがI氏においても〈不在〉として問われている。I氏における「時間」の〈不在〉が〈力としての歴史の不在〉を的確に指し示していることに異論は生じまい。それゆえ、「物に行く」と表現される彼のさまざまな奇行は彼なりの、しかし無駄と知りつつなされる〈歴史不在の想起〉すなわちI氏の孤独な闘争、「自分」を「自分」だけの力で制作するためのひとりぼっちの、永遠に達成不可能な革命なのである。I氏の言葉に近づけるならば、アンネはほぼ純粋に〈不在〉に「行く」、と言ってよい。

「何か大切なものが欠けている……時間ですね」とのI氏の訴えを私は〈力としての歴史の欠如感〉の訴えと理解するが、これは主治医である私にとっては自明である。「物に行く」ことに関する訴えと少しニュアンスを異にするけれども、彼の言葉を数十年間にわたって聴いていたがゆえに、私は「時間」を〈歴史〉そして〈力としての歴史〉と理解するしかない。その証言のいくつかを以下に示す。

「疲れて仕方がない、母が亡くなってから。母が「疲れた、疲れた」と言いながら働いていたんです、血が通じ合っているんですね。……先生、ボクのなかに先祖が入りこんできてボクを鍛えてくれるんじゃないかと……お母さんも入りこんできている。前からずうーっとなんですけど。……「水ノマセテクレー」って聴こえてきて、御先祖さまと一緒に水飲んじゃったんです。……お母さんの声が吠えるように聴こえてくるんです。矛盾したこと言ってきてニッチもサッチもゆかない……。世の中の芯って先祖のことで、当然で……。(I氏のメモのなかの「レー」という文字を問うと)レーって、あの幽霊のレーで、感じるんです。書くとさめちゃってよくわかんない。霊ってボクを支えてくれるものなんです、先祖の霊があるから。……真ん中になりました。世界の真ん中で、サムライってことに通じるんです。歴史の真ん中になりました。先祖がウツッてくる、(ウツッテ?)……移ってくる。みんなボクのところに集まってきちゃうんですよ。身近にいるって感じ。先祖のつながりみたいなもんですね」

「すぐ崩れちゃう」のを承知で「物に行く」ことをやめられないI氏は、この知覚現場での闘争と同時に右に記したような訴えを繰り返している。彼は、言わば、知覚的・感覚的に持続する自己同一性を求めて現在形の水平方向の闘いを続けるとともに、過去形の垂直方向の世界に向けても自己存在の明証性の根拠を追求し、制作せんとしているのだ。「時間」の〈不在〉がじつは〈歴史不在〉の意であることをI氏はなんとかわれわれに伝えようとしている。彼は「歴史・過去」に「行く」闘争をも展開している。そして「人生」や「来歴」の幻覚的あるいは妄想的〈想起〉あるいは制作が束の間に破綻する事実も痛感されている。彼の場合もまた、問題が主観的時間体験の異常などではなく、いっさいの体験と行為を根底から支えつつ造形している「枠組」としての〈力としての歴史〉の不在に存することは、次のような訴えからも明白になるだろう。「だれでも、どうふるまうかを知っているはずです。だれもが道筋を、考え方を持っています。動作とか人間らしさとか対人関係とか、そこにはすべてルールがあって、だれでもがそれを守っているのです。でも私にはそのルールがまだはっきりわからないのです。私には基本が欠けていたのです」(アンネ、強調、渡辺、以下も同じ)。I氏も言う。「自分自身をつなぎ止めるものが短いようで……時間ですね。……ポツポツとちぎれている。……固めるもの、時間がないから体が変に動いて……」。ふたりとも同じことを訴えている。

その〈不在〉が身体的動作すなわち特殊人間的に限定された個的〈生命体〉の動きかた、さらには認知と行為の協調の困難ないし不可能に直結してしまうような〈歴史〉あるいは〈力としての歴史〉が、〈生命体の勢い〉と同時に、精神病理学においてはつねに問題とされなければならない。〈生命体〉の「現」のかたちを構成し続ける〈力〉としての〈歴史〉の〈在・不在〉を感知する歴史感覚こそ、精神病理学に固有かつ必須の方法なのである。

ほんらい、〈生命〉と〈歴史〉は、実体化ないし対象化しえない、言わば原理的な、目に見えない、純粋なアクチュアリティとしての〈力〉である。われわれは、各自的にも公共的にも〈生命〉的存在と〈歴史〉的存在の相互隠蔽的運動として、相互の緊張関係のなかで、日々生活している。いな、この相互隠蔽的な運動そのものが「人間」として生きてゆくことなのである。たとえば、命を賭けて闘争中の、あるいはオーガスムのさなかの、さらには癲癇発作のさなかの「人間」はほぼ純粋に〈生命の勢い〉であるが、古典の言辞すなわち死者の言葉に、〈想起〉に、すなわち「精神の領域」に没頭している「人間」、あるいは真剣に秩序に服して労働し、醒めた意識で日常生活を送っている「人間」はほぼ純粋に〈力としての歴史〉に捉えられた存在である。

このように考えるとき、〈生命〉的存在ないし身体をより原初的・基底的なものと見なし、〈歴史〉的存在をより派生的・表層的と一方的に見なすのは間違いであることが理解される。この相互隠蔽的運動を差異化しつつ導き、構成し造形分節し、言わば構造化し続ける〈力〉は、言語という潜在的に持続している有機的網状組織の〈力〉、「現」の直下のアクチュアルな〝記憶〟の〈力〉、すなわち〈歴史の力〉にほかならない。「人間」は身体的存在として言語を自由に駆使しているとの錯覚に陥りがちであるが、「人間」が言語を所有するのと同様に、「人間」は言語によって所有され貫かれている。それゆえ〈生命〉なしで〈歴史〉はたしかに持続しえないが、〈歴史〉なしでは〈生命〉はおのれが何であるかすら知りえない。つまり、特殊人間的な「生活」、「人生」の自明な持続を問うとき、潜在的に持続している言語という有機的網状組織としての〈歴史の力〉は根底的な原理、第一義的な「人間の条件」となる。これを「歴史の俘囚」と感じて苛立つ人間も、まさにその苛立ちにおいて、例外ではありえないことを告白してしまっている。

「後向きの不連続性」とアンネについてブランケンブルクが言うとき、これを「過去との連続性の欠如」として字義通りに解すると誤解を招きやすいだろう。「不連続性」が問題になるのは「現」の構成においてであり、「過去世界自体」は、そういうものがあると仮定してもなお、「現」を構成する力をもたない。母親との関係についてのI氏の証言はリアルな記憶の断片として確かに存在するが、これが彼のアクチュアルな「現」を構成する力をもっていないのは言うまでもない。アンネも次のように回想する。「なにもかもやりなおしです……きっとそうです。家庭がなければ、そして指導が……両親の指導がなければだめなんです。親がちゃんとやってみせて、いろんなことにぶつかって、自分で正しい道を見つけて、理解できるようになって……私はそれをしませんでした。なにもかもいいかげんだったのです」と。

しかし、だからと言って〈歴史〉をこのような「過去」に矮小化することはできまい。〈歴史不在〉化とは、はるかに深い、「現」に構成的に関与し続ける力の、〈生命〉のかたちと動きを造形し続ける原理的な力の消滅過程なのだ。〈想起〉とは過去の出来事をリアルな記憶表象として思い出すことではなく、「現」の構成において各自が〈力としての歴史〉にアクチュアルに所有されて貫通されている事態を自覚することにほかならない。

分裂病研究史における心因論的言説は、生活史上に生じたリアルな個々の心的に外傷的な出来事相互の因果関係にのみ目を奪われたがゆえに淘汰されていった。〈生命体〉を間接化しつつ造形する〈力としての歴史〉のアクチュアリティに盲目であったがゆえに、事態の根底には行きつけなかった。

アンネやI氏にみられる親子関係にまつわる訴えは、それが〈歴史〉的主体性すなわち「現」存在の時間性の構成を左右するほどの事態である限りにおいて問われなければならないが、しかし、私にはそれほど重要な証言とも思われない。ほとんどすべての心的葛藤とその証言は〈歴史不在〉の、そして〈歴史不在の想起〉という苛烈な闘争の副次的な産物に過ぎまい。

たとえば幼い頃の「かくれんぼ」遊びのさなかに生じた不安は、彼の母子関係の歪みなどよりもはるかに示唆的である。鬼が目隠ししているあいだ、子供たちは夢中で身を隠そうとする。鬼の「もういいかい?」という声が何度か聞えてくる。隠れた子供は「もういいよ」と叫んだ瞬間に一種独特の多少気味の悪い静寂につつまれる。彼が「自分がなくなってしまった」と感じたのはこの瞬間においてである。「かくれんぼ」に限らず、遊びは、我を忘れて夢中になることであろう。そうでなければ子供が遊びに没頭するはずもない。遊びは〈生命体〉の躍動そのものである。子供たちが各自的に、主体的、自覚的に遊びに参加して遊びを作り出すのではない。子供たちは遊びという〈生命体〉の群れの躍動に遊ばれて、我を忘れて戦慄や歓喜のなかに没入する。遊びは〈生命体〉の群れの〈祝祭〉である。〈生命体〉の戯れに身を委ねて「自分」を忘れることが遊びであろう。ところが幼いI氏はまったく遊べない。小さな〈生命体〉の群れの運動に遊ばれることは「自分がなくなってしまった、ゾッとする」体験に直結する。

だが、しかし、「かくれんぼ」遊びは、純粋な生命の〈祝祭性〉という視点からだけでは理解できない。そこには名状しがたい無気味さが潜んでいる。この無気味さを経験的に想起できるひともいるだろうが、この遊戯には戦慄すべき雰囲気も漂っている。

ある思想家の文章が想起される。

「かくて隠れん坊とは、急激な孤独の訪れ・一種の沙獏経験・社会の突然変異と凝縮された急転的時間の衝撃、といった一連の深刻な経験を、はしゃぎ廻っている陽気な活動の底でぼんやりとしかし確実に感じ取るように出来ている遊戯なのである」（藤田省三「或る経験――隠れん坊の精神史――」、『精神史的考察』、平凡社、一九八二年、七頁以下参照）。

このような感受性はI氏が言わば〈生命体が群れる祝祭性〉の裏側に滑り込んでしまったことを見抜く。幼かったI氏がすでにして「孤独」を突き抜けて「独我」世界へ、離人世界へと揮発してしまった事実の底には、〈生命体が群れ遊ぶ祝祭性〉の影とも言うべき「社会の突然変異と凝縮された急転的時間の衝撃」があったと考えられる。

「自分」とは〈力としての歴史〉によってその都度差異化され個別化されて構成され続ける〈歴史〉的に間接化された〈生命体〉である。I氏も(彼は「五歳の頃」と言う)すでに〈生命体〉存在と〈歴史〉的生成とが織り成す運動体として生きていたであろう。だが、小さな〈生命体〉の群れの祝祭のなかで幼いI氏を襲った事態は、この運動が大きく〈生命体〉のほうへ傾斜してしまったことを示している。〈生命体〉と〈力としての歴史〉の不均衡が起きたのである。「かくれんぼ」という〈生命体〉の群れの遊びに遊ばれて離人地獄に突き落とされた幼いI氏において問われるべきは、すでに児童期に兆候を見せ始めた〈歴史不在〉、「現」の時間性を構成する〈力〉、あるいは「現」を「現」としてまとめあげる「現」の直下のアクチュアルな〝記憶〟の著しい減衰ということである。

個的〈生命体〉と〈力としての歴史〉の相互隠蔽的運動において問題になるのは、決してそれぞれの〈力〉の絶対的強度差などではなく、あくまでも、その都度「自分」になる、リアルな身体がアクチュアルな〈力としての歴史〉によって賦活されて〈自覚〉される、〈自覚〉の場所になるという「精神の運動」における均衡の様相、相対的な〈力〉関係である。

他者(I氏の場合には「かくれんぼ」の鬼)の眼差しの消失、さらには対人関係一般の質の変化ゆえに「自分がなくなってしまった」のだと考えるのは、ふたたび〈歴史〉的に構成されている生活世界を暗黙の前提にした上で些事に拘泥する結果となるゆえ、採用できない。「鏡の病気」にまつわるエピソードは後年の「物に行く」ことの先駆的現象と見なされうるが、早期に始まった修復の試みのひとつであって、深い問いを指示するものではない。それが〈不在〉であるがゆえにI氏がほとんど生涯のエネルギーを費やして闘争し続けている何か、そこに依拠することによってのみ「自分」が自覚される根拠こそが問われなければならない。この根拠的な何かについて「固めるもの、時間がないから体が変に動いて」というI氏の言葉は決定的であると思われる。

「苦しいよ、硬いものが崩れてゆくんだよ、自分が流れる感じなんです。肉だか脳だか知らないけど、体の中をドロドロしたものが流れる、……自分の支えがなくて、ガラガラ壊れちゃう……死ぬっていう感じ」(I氏)

「固めるもの」が〈歴史〉の〈生命体〉造形〈力〉である。〈生命体〉を〈歴史〉化、間接化する〈力〉である。I氏によって「時間」と的確に表現された〈力としての歴史〉、「現」のアクチュアルな根拠としての〝記憶〟である。アンネにおいては主題的に論じられていない事態だが、彼女という〈生命体〉のかたち、すなわち彼女の身体感覚と動作がどうであったか、これはもう分からない。ブランケンブルクも先年急死してしまった。だが、I氏（私はさらに多くの同様の病者を知っているが示すゆとりがないだけである）が訴えているのは、たしかに、〈歴史〉の間接化する〈力〉が働かなくなると〈生命体〉は、かたちも動きも維持できなくなる、われわれには信じがたいほどに実体的に散乱してしまう、狂的な「千里眼」でしか「見る」ことができない「未知のもの」になってしまう、という事実である。

第三章　分裂病中心主義の世紀

二〇世紀、精神医学あるいは精神病理学は奇妙な振る舞いをした。この学は、いわゆる分裂病の発見、原因の探求、疾患概念解体の試み、問題としての分裂病の忘却を単独でやってのけたのである。ひとつの学の振る舞いとして、このような展開は健全ではない。学そのものが「病んで」しまったのではないかと思われるほどである。

私が医師になった一九七三年頃、分裂病の精神病理学的研究の熱狂性はほとんど絶頂に達していた。この熱狂の冷却のスピードもじつに迅速で、多くの研究者が「精神病理学の危機」を叫んだのも束の間、分裂病の精神病理学も、その危機感も、そして分裂病問題も、一九八〇年頃から忘れ去られていった。私は呆気にとられて事態の推移を眺めているしかなかったが、いまとなっては、何かおぞましいもの、何かしら「病み」ゆくものを見せつけられたという不快感しか残っていない。私が、この四半世紀、この「病みゆく」学のもとに集まる者たちからできるだけ遠く離れていようと心掛けてきたのは事実である。

私にとって、問うべきは、いわゆる分裂病そのものではなく、いわゆる分裂病という謎の子を生み出した自称、他称の精神病理学となり、さらに、分裂病概念と精神病理学とが相互に影響し合ってきた様相となり、またさらに、精神病理学の思想史的な意味となってきた。大風呂敷を広げたいわけではない。ひとつの学に基礎があるとするならば、その基礎に戻って考え直してみたいという希望から生じる必然的成り行きでしかない。

いわゆる分裂病の「発見」を歴史年表上の特定点に位置づけることにはあまり意味がない。エミール・クレペリン（一八五六〜一九二六）というドイツの学者が「早発性痴呆」と「躁鬱病」の二分法を提言したのが一八九九年、オイゲン・ブロイラー（一八五七〜一九三九）というスイスの学者が『早発性痴呆または精神分裂病群』と題する大著を刊行したのが一九一一年。これだけを押さえておいても、二〇世紀「精神」と分裂病の共振はある程度知られよう。クレペリンとブロイラー、この二人はたしかに特筆すべき精神科医であるが、彼らのみを「分裂病発見者」と特定するわけにはゆかない。この一世紀のあいだ、研究者の数だけ、方法の数だけ「発見」がなされたと考えるべきである。その結果、つまり「発見」の頻度のあまりの高さゆえに分裂病は謎めいた多面体となり、精神病理学は混乱に陥り、世論はこの「疾患」とこの「学問」に、あるいは好奇の眼差しを投げ、あるいは軽蔑と反感を抱き、あるいは無関心となった。少なくとも、精神病理学が世論から深く信頼されたことはほとんどなかったと言ってよいだろう。私は本書を精神科医だけを念頭に置いて書いているわけではないから、ここでこの二人の学者について若干の史実を記しておくことは無駄ではあるまい。

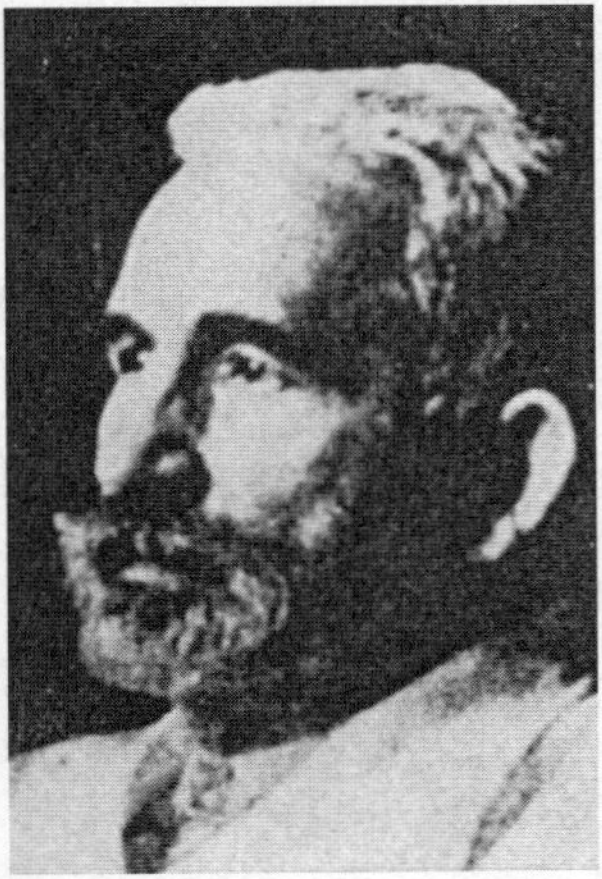
エミール・クレペリン

エミール・クレペリンEmil Kraepelinはドイツの精神医学者であり現代精神医学の基礎を造り上げた大御所的存在と見なされている。彼の『精神医学教科書』は一八八三年から一九一三年にかけて改訂に改訂を重ね、第八版に至っては三〇〇〇頁をこえる巨大な四巻本となっている。たいへんな執念である。彼の努力は精神疾患を同一の原因、同一の症状、同一の経過、同一の転帰、同一の身体医学的とりわけ脳病理学的所見を示す「疾患単位」として確定することにあり（クレペリン自身は「疾患単位」追究を明瞭に自覚していたわけではない。主眼は疾患分類に置かれていたに過ぎない。クレペリンが「疾患単位」という到達不可能な「理念」を追っていると見抜き批判的に指摘したのは若いヤスパースである）、その研究経過の途中で「早発性痴呆（精神分裂病）」と「躁鬱病」そして「癲癇性精神病」が分離されてきた。もちろんこの三つが疾患単位の理論的要件を満たしているわけではない。クレペリンがこの「三大内因性精神病」を提言したのはたいせつな事実であるが、その後の精神医学ないし精神病理学が最後の「癲癇性精神病」をほとんど無視して研究を続けてきているのは奇異なことだと言わなければなるまい。どういうわけか「早発性痴呆（精神分裂病）」と「躁鬱病」の二分法のみが精神病理学者の関心を惹いたまま二〇世紀の大半が過ぎてしまった。この点で、われわれはクレペリンに叱られても仕方がないのである。

さて、クレペリンの方法は徹底して自然科学的であり、その人格には〝偏狭なる道学者〟とも言える特徴が見出せるとの証言が多い。ミュンヘンに留学した齋藤茂吉（一八八二～一九五三）が受けた名状しがたい屈辱に関するひとつのエピソード。「……ジャワ人の医師には快く挨拶しておきながら、その後ろから行った茂吉さんに対しては、一度ならず二度までも握手を拒否した。〔中略〕尊敬するその人から思いもかけぬ冷たい仕打ちを受けて、感じやすい茂吉さんが、どんなに失望し、どんなに傷ついたか、けだし想像に難くない。……私の場合も、会って不愉快な思いをして、尊敬する人のイメージをこわされたくないという気持ちが働いて、あえてクレペリンとの個人的接触を求めなかったというのが、ほんとうのところのようである。……その顔つきからは、おだやかさとか暖かみとかいうニュアンスは毛筋ほども感じられず、冷徹で、やや陰鬱ですらある」。この内村祐之（一八九七～一九八〇）が受けた印象はクレペリン直系の弟子を自認するクルト・コッレのクレペリン人物評にも通じるものである。この偏屈狭量の大学者はハイデルベルク大学を経て、ミュンヘン大学で精神医学教室を主宰していた（Kraepelin, *PSYCHIATRIE*, Achte Auflage, Verlag von Johann Ambrosius Barth, Leipzig, 1909-1915. Kurt Kolle, “*Emil Kraepelin*” in “*Grosse Nervenaerzte*”, Bd. 1. s175-186, Thieme, Stuttgart, 1970. また、内村祐之『わが歩みし精神医学の道』、みすず書房、一九六八年、五四頁以下参照のこと）。

つぎにオイゲン・ブロイラー Eugen Bleuler であるが、この人物はスイスの精神医学者である。一八九八年、地方の精神病院で働いていたところ、その臨床的努力を高く評価されて四一歳でチューリヒ大学精神科教授に抜擢され、当時のヨーロッパ医学界の話題になったという。クレペリン（『精神医学教科書』第六版）が「早発性痴呆」と「躁鬱病」という二分法を発表し、フロイトが『夢解釈』を刊行する一年前のことである（『夢解釈』は一九〇〇年刊とされているが、これは出版社の好みによる印刷で、実際に刊行され

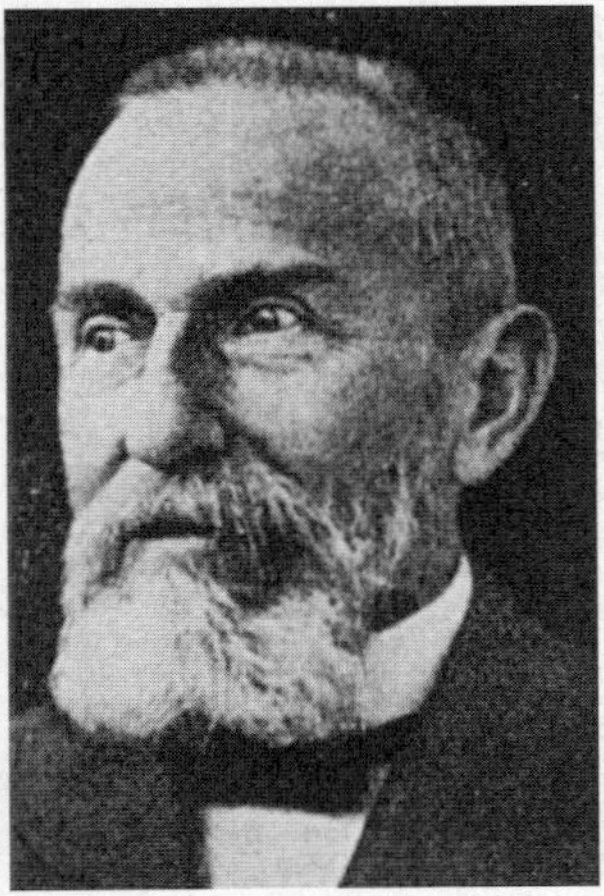

オイゲン・ブロイラー

たのは一八九九年)。ブロイラーはクレペリンと異なって学問的にも人格的にも包容力があり、この二つの大きな仕事を吸収しようとしている。ユングは一九〇〇年、二五歳でブロイラーの教室に入った。一九〇五年には、チューリヒ大学において、『早発性痴呆あるいは精神分裂病群』を準備中(一九一一年刊行)のブロイラー(四八歳)、フロイト(四九歳)の研究を熟知し始め、早発性痴呆の無意識心理学研究を開始した私講師ユング(三〇歳)、ヒステリーと早発性痴呆の性愛心理学的差異という重要問題を研究するカール・アブラハム(二八歳)、ハイデルベルク大学から帰国したルートヴィヒ・ビンスワンガー(二四歳)が一堂に会する稀有の光景が実現した。遅れて、フランスのユージューヌ・ミンコフスキーもブロイラーに学んでいる。二一世紀初頭を生きるわれわれにとっては何とも羨ましい限りである。ただし本稿の問題意識と密接に関連することだが、彼が『早発性痴呆あるいは精神分裂病群』を刊行し、これが幅広く受容された結果、クレペリンが堅持せんとした三大内因性精神病という素朴ながら重要な構図が大きく歪んでしまったことは看過できない。もちろん、この歪みはブロイラーが意図的につくったわけではないけれども、このスイスの学者の業績と分裂病中心主義の関連は強いと言うべきである〔E・ブロイラー、飯田真・下坂幸三・保崎秀夫・安永浩訳『早発性痴呆または精神分裂病群』、医学書院、一九七四年〕。

ここはこまごまと分裂病の症状や経過、あるいは憶測された病因を羅列、解説する場所ではない。そのような本は、質の高低は論外として、無数にある。私は、ここでふとクレペリンとブロイラーという二人の大学者のあまり知られていないと思われるエピソードに触れたい誘惑にかられる。二〇世紀の精神医学史を、さらには精神医学と政治思想の関係を考えるにあたって、たいへんに興味深い、示唆的な言辞がこの二人の学者によって残されているからである。

a　クレペリンのあるエッセイ

クレペリンはフロイトと同年、一八五六年に生まれて、一九二六年、七〇歳で死んだ。生粋のドイツ民族であることを自負する、精神医学界の大御所として死んだ。フロイトよりも一二年も早く死んだ。ここで彼が一九二一年、六五歳のとき書いたエッセイ風の論文『根こそぎ状態について』の一部を引用する。

「……特にユダヤ民族のあの容認しがたい国際主義は、この民族に課せられた「民族意識の根こそぎ状態」によって育成されたと考えてもよかろう。また、自分からその血統共同体を抜け出した人物たちの惨めな役割に注意を促したい。遺憾ながら、ドイツ民族はこの根こそぎ状態の危険にとりわけ高度に曝されているように思われる。異民族に属する人たちとの結婚はこの危険に手を貸すものである。……」*

* 原著論文は入手できていない。クルト・コッレの「エミール・クレペリン」に拠った。このコッレの論文は邦訳されている。E・クレペリン、岡不二太郎・山鼻康弘訳『精神医学百年史』所収、コッレ「クレペリン評伝」、金剛出版、一九七七年、一五三頁以下参照。

私はこのクレペリンの文章を読んで正直、愕然とした。この文章がひとりの政治家の文章と私のなかで強く共鳴したからである。言うまでもないだろう。アドルフ・ヒトラーの文章と強く共鳴したのである。確認のためにそのごく一部を引用する。

「……アーリア人種は、その輝く額から、いかなる時代にもつねに天才の神的な閃きが発し、そしてまた認識として、沈黙する神秘の夜に灯をともし、人間にこの地上の生物の支配者となる道を登らせたところのあの火をつねに新たに燃え立たせた人類のプロメテウスである。……アーリア人種に最も激しい対照的な立場をとっているのはユダヤ人である。……この世界にユダヤ人だけがいるのなら、彼らは泥や汚物に息が詰まりながらも、憎しみに満ち満ちた闘争のなかで相互に騙し合い、根こそぎにしようと努めるに違いない。……したがってユダヤ民族は、あらゆる外見上の知的特性をもっているにもかかわらず、なお真の文化、特に自身の文化をもっていない。……混血、およびそれによって引き起こされた人種の水準の低下は、あらゆる文化の死滅の唯一の原因である。なにしろ、人間は敗戦によっては滅亡しないものであり、ただ純粋な血だけが所有しうる抵抗力を失うことによって、滅びるものだからである。……」〔アドルフ・ヒトラー、平野一郎・将積茂訳『わが闘争』、角川文庫、一九七三年、上巻、四一三頁および四二七頁以下参照〕

『わが闘争』は出版こそ一九二五年であるけれども、彼の獄中における『わが闘争』口述筆記は一九二三年に開始されていた事実は銘記されてよい。クレペリンのエッセイはその二年まえに書かれている。ヒトラーがクレペリンの論文を読んだか否かは不明である。また、クレペリンの正統後継者を自負するクルト・コッレ教授は師の考えを「まったく健全な愛国心の発露」と言っているが、そうであるならば、コッレは、ごく短く紙数が限られたクレペリン評伝のなかで、なぜ、師の偉大な精神医学的業績と直接には縁のないエッセイ風論文をわざわざ引用し、弁護しなければならなかったのか?

史実に関して「もしも」が禁句であるとの常識を犯してまでも、私は、敢えて言いたい。クレペリンが一九二六年に死んだのは彼にとって幸運だった。だが、精神病理学にとっては大きな不運だったかもしれない、と。もしも「人種論の信奉者たる素地を内にもった」(コッレ)クレペリンが、フロイトのように長生きしていたならば、この精神医学の大御所が「ハイル・ヒトラー」と叫び、ナチ入党文書に署名していた可能性は否定できないからである。否定できないどころか、この頑迷不屈な民族主義者・人種論者が第三帝国の思想的熱狂に関与しなかったはずはないと私は確信している。彼にあと一〇年の人生が与えられていたならば、「早発性痴呆（精神分裂病）」と「躁鬱病」という、現在もなおわれわれの思考と感受性を縛り続けている疾病論的二分法は、遺伝学的研究に代表される他の多くの優れた研究と同じく、ナチの医学、ナチの疾病論として、感情的に捨て去られていた、少なくとも多くの疾病論のなかのひとつとして著しく相対化されて低い評価を受けていたに相違あるまい。

私は小さなエッセイ風の論文ひとつでクレペリンの業績を批判したり否定したりするつもりはない。そのような目論見は不可能かつ無意味である。私が言いたいのは、ただ一点、精神諸科学の一分野を占める精神病理学の言説は政治思想史的な力と無縁ではなく、精神病理学的な「真理」は、つねに、国家権力の強弱と権力者たちの政治思想の関数に堕す危険性をもつという実情である。もちろん、強力な国家権力に支えられた精神病理学がいつも虚偽であるとは言えない。権力への無意志的依存自体こそが問題なのだ。クレペリンの早発性痴呆概念の中枢を成す「破瓜病」（ヘッカー、一八七一年*）と「緊張病」（カールバウム、一八七四年**）の「発見」とその影響力の大きさがヨーロッパ大陸最強国家ビスマルク帝国の成立（一八七一年）とは無関係だと断ずるのは危険である。旧ソヴィエト連邦の精神病理学はパブロフの条件反射学説に縛り続けられていた。連邦解体と「真理」の変更は同時的であった。そしてこの約二〇年間、われわれは人類史上空前の超大国アメリカ合衆国製の診断基準を「真理」と思い込み始めている。

* エーヴァルト・ヘッカー、エミール・クレペリン、渡辺哲夫訳『破瓜病』、星和書店、一九七八年。この訳書は一八七一年に発表されたヘッカー（一八四三〜一九〇九）の画期的論文と一九一三年に出版されたクレペリンの『精神医学教科書』第八版の「早発性痴呆」に関する章を組み合わせたものである。この二人の研究を隔てる四二年間に起こっていたのはヘッカーの「破瓜病」概念が輪郭を喪失してゆく過程であった。後年のビンスワンガーの研究に至るまで長い影響力を有しているのは、言うまでもなく、ヘッカーの臨床的「発見」であり、クレペリンの「体系化のための分類」ではなかった。

** カール・ルートヴィヒ・カールバウム、渡辺哲夫訳『緊張病』、星和書店、一九七九年。「破瓜病」の臨床的存在を直覚し命名し膨大な病歴資料と症例を愛弟子ヘッカーに託し、ひとつの論文にまとめさせ

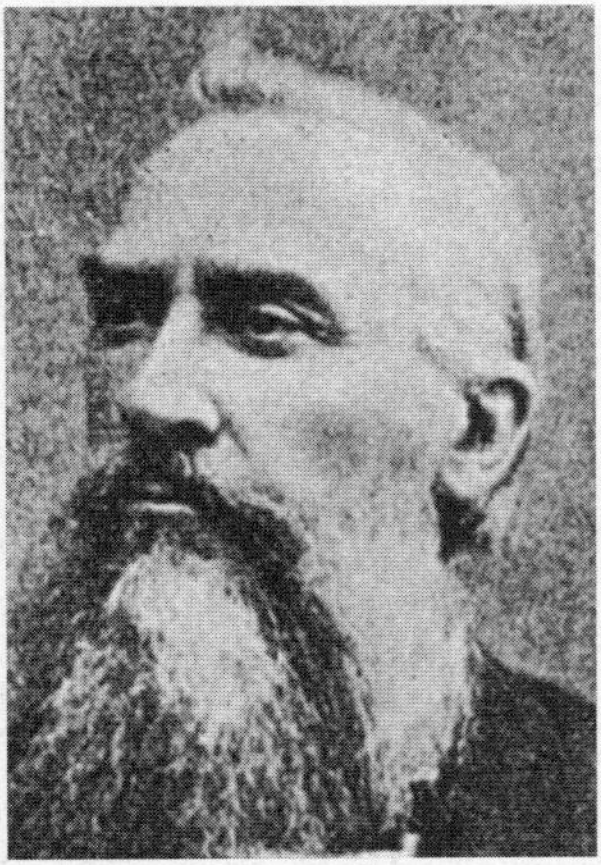
カール・ルートヴィヒ・カールバウム

たのはカールバウム（一八二八〜一八九九）である。また『緊張病』なるモノグラフにおいては、一世紀ののち、わが国の木村敏が〝イントラ・フェストゥム〟的狂気という生命論的概念のもとで包括的に理解しようとしている多くの病者がすでにして活写されている。激烈な緊張病性興奮、神秘的昏迷とメランコリー、熱情的なマニー、濃密な宗教性と祝祭性を帯びたヒステリー、痙攣と失神を伴う癲癇性病態など、自然生命直接的な事象が見事に描かれている。カールバウムのこの仕事はこれからも再読されるべき〝直接性の病理〟の宝庫であると言ってよい。ちなみに愛弟子ヘッカーが発見した「破瓜病」もアンネ・ラウなどと較べると、かなり〝イントラ・フェストゥム〟的である。カールバウムとヘッカーが診た病者たちに目立っていた〈自然生命直接的祝祭性〉がこの一三〇年間のうちに明らかに背景化してきた事情は熟慮する価値がある。木村敏『直接性の病理』、弘文堂、一九八六年、また、木村敏著作集4『直接性と生命／イントラ・フェストゥム論』、弘文堂、二〇〇一年、参照のこと。

国家権力と学問的真理とのあいだには確かに無視しえない関連がある。ヘッカーとカールバウムの業績は臨床的実践に密着していて、こんにちなおたいへん貴重なものであるが、この二人の民間精神病院医師の一八七一年と一八七四年に公表された仕事を一八七一年に成立したビスマルク帝国の威光が照射したことは、やはり、否定できまい。

さらに明瞭かつ無惨な関連も史実として見出せる。アルトゥーア・クローンフェルト

Artur Kronfeld（一八八六〜一九四一）の運命がここで想起されてよい。彼はユダヤ人であった。ハイデルベルク大学で精神医学を学んだが、その研究内容は分裂病の精神病理学において画期的な視座を与えるもので、木村敏は「分裂病の基礎障碍を個別化の障碍という見地から捉えようとした最初の人はクローンフェルトではなかったかと思う」と書いている。すなわち「自他の区別としての個別化は、このメタ・コイノン（超越的共同性）のAktualisierung（現成）とDifferenzierung（分化）によってのみ可能である。分裂病においては人格が種的個体に堕する危機が見られる」とこの精神病理学者は考えた。批判すべき点は木村がはっきり書いているし、私自身もクローンフェルトの論旨には混乱があると考えざるをえないが、クローンフェルトが立てた問いの方向性、すなわち、個的実存の根拠を「メタ・コイノン」の次元において思考せんとする感受性は、原則的に正しい、ハイデルベルク大学の精神医学教室の数年先輩に当たるヤスパースの単純素朴に過ぎる自我論をはるかに凌いでいる、と言わなければならない。

ヒトラーが政権をとって二年後、彼はユダヤ人迫害ゆえに、スイスを経て、一九三六年、モスクワに移住した。彼のモスクワからの手紙は、ハイデガー非難、スターリン賛美などに満ちているが、これが共産党官吏の検閲を意識したものであることは容易に見てとれる。痛ましいほど政治的にコントロールされていると言わざるをえない。彼はヒトラーから逃げて、スターリンの口の中に飛び込んでしまったのだ。一九四一年冬、ヒトラーの軍隊がモスクワに接近したとき、彼は絶望して妻とともに自殺して果てた。この学者は二つの全体主義国家に、二人の独裁者に殺されたと言っても過言ではあるまい。クローンフェルトの悲惨とも言うべき運命を想起するとき、私は、ここに、二〇世紀精神病理学の宿命が、この学問の失敗の深い意味が、結晶化しているように思われてならない。この学は、巨大な思想に呑み込まれる危険、唯物論ないし自然科学一辺倒に傾斜し凝固する危険、そして、国家の政治的イデオロギーに真偽を決定される危険につねに包囲されている。

そして現にわれわれも一見穏やかなかたちで、すなわちほとんど無意識的に、一九八〇年以降、アメリカニズムの真偽以前の国家的パワーによって、基本的にはクローンフェルトと似たような政治的影響を体験することになる。もっとも、この無思想的マニュアルを無条件に歓迎して受け入れて現在に至っている多くの日本の精神医学者はおのれの信念の無さを十分に恥じてよい。現代日本の精神病理学の惨状は、クローンフェルトの場合のような悲劇でなく、喜劇に属する。ちなみに、数年前、木村敏氏から聞いたことだが、近年、ロシアの精神医学者たちは「クローンフェルト協会」とも言うべき組織を造り始めているという〔木村敏『分裂病の現象学』、弘文堂、一九七五年、一五〇頁以下、一八九頁以下、また、クリスティアン・ミュラー、那須弘之訳『精神医学外伝』、星和書店、一九九八年、二七六頁以下参照〕。

b　ブロイラーの退官講義から

精神病理学の「真理」が政治思想の力に依存しうる危険性を考えていた私にとって、「精神分裂病」の名づけ親たるオイゲン・ブロイラーの七〇歳時の発言は、まったく別の意味において、私の不安を増幅させるものであった。ブロイラーは、クレペリンとフロイトよりも一歳年少で、この三人は同時代を生きたわけだが、「早発性」との限定を消去し、必ずしも「痴呆」には至らずとの臨床経験に基づいて、観念連合弛緩と自閉という心理学的基本構造を示す精神病者を、多様な病因と病像を考慮しつつ「精神分裂病・群」(Die Gruppe der Schizophrenien) と名づけた彼の業績は瞬く間に承認され世界中にひろまった。フロイトの仕事をもはっきりと念頭に置いたブロイラーは、当時、まさしく画期的な仕事を成し遂げた偉大な精神科医であった。それにもかかわらず、彼は、一九二七年、退官講義で聴衆が耳を疑うような告白をなしているのである。

「……このブロイラーはあまり遠くない時期に一度天国の門を叩き、その門番に入場許可の試験を受けねばならないでしょう。そしてそこで黒衣の検事が長い論告をするでしょう。そのなかで彼は恐らくブロイラーが地上で少しは仕事をしたと認めてくれるかもしれません。しかし彼は勝ち誇って次のように付け加えるでしょう。その仕事はその男を喜ばせたかもしれないが、またそうであるがゆえに、非の打ち所がないカントから見れば、その仕事はその男のためには精神的に何の役にも立っておらず、ただの娯楽にしか見なされないだろうと。しかし審級裁判所から、私がいったい自分のために何をしようとしたのかと尋ねられれば、私は次のように答えるでしょう。私は少しはやろうとし、多くの人を助けました、そして成果が上がっていないわけではないと思っています。……」〔クリスティアン・ミュラー、前掲書、二四二頁以下参照〕

この箇所を読んで、私は、驚いた。これは偉大なる精神科医の極端な謙遜なのか？　この大学者は自分の仕事の意義を思い違いしてしまったのか？　それとも、彼はただ真実だけを述べたのか？　迷いつつ私は、ブロイラーはおのれの信ずる真実を話したのだと結論せざるをえなかった。精神分裂病の概念を創出した当人がこの概念に対して最も懐疑的であった、精神分裂病の「発見」において誇るべき自信を有していなかったのである。創出者が自責的なまでに自信喪失しているのに、信奉者たちは、精神分裂病の概念を確信し、独立疾患として実体化し、これを精神病理学的「真理」として世界中に喧伝したのである。

ここには国家権力に隷属する精神病理学的「真理」の相対性とは別の、疾患としての精神分裂病探究それ自体にこもる危うさがはっきりと露呈している。卑屈なまでに謙虚なブロイラーの不安の底には医学的疾患概念としての「精神分裂病」の危うさが潜んでいる。東洋には「知る者は言わず、言う者は知らず」という箴言があるが、七〇歳になったブロイラーの心境はこのようなものになっていたのではあるまいか？

これ以上の憶測はやめよう。ただひとつ、たしかなのは、二〇世紀の精神病理学を席捲した「分裂病中心主義」の混乱とブロイラーの尋常ならざる謙虚さとのあいだには深い関係があるということである。分裂病概念に対して最も懐疑的であった精神科医がほかならぬブロイラーその人であったという事情をわれわれは肝に銘じておくべきである。名づけ親の苦悩、「発見」したがゆえに生じてくる不可思議な不安を時折は想起すべきであろう。

それにもかかわらず、一世紀のあいだ、精神病理学は強迫行為のごとく、あたかもアンネが「枠組」を、I氏が「物・自分」を「発見」せんとしたごとく、医学的実体概念としての分裂病の「発見」を反復した。これには何か深いわけがあるだろう。われわれの精神と分裂病者の精神とのあいだには「斥力」でなく、不可思議な「引力」が働いていると思われる。

c　一九八〇、あるいは喪失のとき

アメリカ精神医学会『DSM-Ⅲ』、一九八〇年刊。この診断マニュアルについて私は

何も言いたくない。邦訳書もあるゆえ興味あるひとは見ていただきたい。人類史上最強、最大の政治的、経済的、軍事的国家の言説の出現によって、二〇世紀精神病理学史は一九八〇年をもって終焉を迎えたのかもしれない。少し史実を確認するだけでも、一九八〇年が二〇世紀精神病理学史の終焉の始まり、あるいは喪失の完了のときであるとの私の直感は支持されよう。かなり恣意的になるが羅列的に書いておく。

精神病理学者のなかでは、一九五七年、深遠なる生命論を開始した、真にパトス的な学者、思想家たるヴィクトーア・フォン・ヴァイツゼッカー死去、一九五八年、かつて後輩ヤスパースを個人的にマックス・ウェーバーに紹介し「精神医学における科学的良心」(ヤスパース)とまで称えられたハンス・グルーレ死去、英国の精神分析家にして優れた『フロイト伝』を書いたアーネスト・ジョーンズも死去、一九五九年、名著『医学的心理学史』の著者グレゴリー・ジルボーグ死去、一九六〇年、「死の欲動」が羨望と破壊衝動となって現れることを児童精神分析において見出したメラニー・クライン死去、一九六一年、画期的な『分裂病のはじまり』を書き私たち団塊の世代にまで大きな影響を与えている俊才、クラウス・コンラート死去、また、カール・グスタフ・ユング死去、また、精神障害発生と植民地政策および人種差別の関連を論じた黒人精神科医フランツ・ファノン死去、一九六四年、「天才論」等で有名な、才覚にあふれた見識を示し続けたエルンスト・クレッチマー死去、一九六六年、現存在分析学的精神病理学の創始者と言いうるルートヴイヒ・ビンスワンガー死去、一九六七年、ヤスパース精神病理学の実質的後継者たるクルト・シュナイダー死去、一九六九年、言うまでもなく二〇世紀を代表する思想家のひとりでもあるカール・ヤスパース死去、一九七三年、ベルグソン哲学に基づいて画期的な分裂病論と時間論を展開し、また当時としては例外的に癲癇の精神病理学的研究の重要性を自覚していたユージューヌ・ミンコフスキー死去、一九七五年、感覚の現象学的意味を問い続けたエルヴィン・シュトラウス、亡命先の合衆国にて死去、一九七六年、ディルタイ、ベルグソンに師事しフロイト、ロダン、リルケらと親しく交わったドイツの人間学的精神病理学の精神的支柱にして、寡作ながら重厚な論文を書いていたヴィクトーア・E・F・フォン・ゲープザッテル死去、一九七七年、意識野解体の諸段階を精緻に論じ一世を風靡したネオ・ジャクソニズムの創始者であるアンリ・エー死去、一九八〇年、アンナ・フロイト死去、一九八一年、ジャック・ラカン死去、一九八七年、抗精神病薬クロルプロマジンを治療に導入する一方、大著『ジイドの青春』をも書いたパリのジャン・ドレー死去、一九八九年、名著『引き裂かれた自己』を著わして反精神医学運動の象徴的存在であったロナルド・ディヴィド・レイン死去、となる。

われわれはこの時代、いかに多くの存在強度を有する言葉と人物を立て続けに失ってしまったことか。

安永浩（一九二九年生）、宮本忠雄（一九三〇〜一九九九）、木村敏（一九三一年生）、中井

久夫（一九三四年生）の四人に代表される本邦における分裂病の精神病理学的研究はこの大いなる喪失の時代のさなかに、すなわち一九六〇年前後に開花し始めたわけだが、これらがこの雪崩のような世界的規模の喪失過程に抗しうるか否か、このたいへん微妙な問いに対して、いまの私は沈黙を守りたい心境にある。敢えて私見を少し述べるならば、癲癇の人間学的研究を深化させつつある木村敏の孤軍奮闘する姿が印象的である。

ついで、精神病理学と相互に浸透し合ってきた（正確には一方的に二〇世紀精神病理学史を大きく変質せしめた）思想家を「喪失」してきた史実に少し眼を向けてみよう。一九五一年、極めてアンテ・フェストゥム的な哲学者であるルートヴィヒ・ヴィトゲンシュタイン死去、一九五五年、『大衆の反逆』の著者であるスペインの代表的思想家たるオルテガ・イ・ガセット死去、一九六一年、政治思想家として活躍する一方、フッサールの現象学を徹底的に深化させたモーリス・メルロ＝ポンティ死去、一九六二年、ヘーゲル的な歴史概念を真っ向から拒否し〈瞬間における蕩尽〉の必然を明示した奇怪にして深遠なる、まさしく〝イントラ・フェストゥム〟的な思想をわれわれに突きつけてくるジョルジュ・バタイユ死去。一九六九年、ベンヤミンの盟友でもあったテオドーア・アドルノ死去、一九七三年、鋭敏な歴史感覚をもった存在論的哲学者カール・レーヴィット死去、一九七五年、二〇世紀を代表する政治思想家となったハンナ・アーレント死去、一九七六年、マルチン・ハイデガー死去、一九七七年、人類学の俊英ピエール・クラストル死去、一九八〇年、精神病理学に実存の概念を浸透せしめたジャン・ポール・サルトル死去、一九八四年、理性と未分化であった狂気が精神医学の客体となってゆく理由を問うたミシェル・フーコー死去、となる。

さらにわが国にもほんの少し眼を向けてみよう。一九六二年、思うに〈力としての歴史〉の真義を知り抜いていた柳田國男死去、一九七〇年、「精神の次元」(この表現の意味についてはは次節のヤスパースの思考を参照のこと)ではっきりと〈分裂病性〉を生き病跡学の格好の対象となった稀有の作家たる三島由紀夫死去、一九八三年、小林秀雄死去、となる。

一九五〇年頃から一九八〇年頃にかけての約三〇年間、世界は精神病理学史と思想史にとって、まさしく「喪失のとき」であった。この「喪失」はヒトラーによってもたらされたのではない。この悪魔的「精神」の打撃を蒙ったのち、「喪失のとき」は「緩慢な死にゆく過程」として、四〇年かけて完了したのである。

さらに言うならば、序章でもとりあげた小林秀雄という人物は文壇やマス・コミによって浅薄にも「批評の神様」扱いされ、たいへん不適切な処遇を受けてしまったが、彼の多くの言葉の強度はまさしく病理学的な質を帯びているのであって、このような思想家は洋の東西を問わず比類がないと私は確信している。彼が、なにゆえに、ランボー、モーツァルト、ファン・ゴッホ、ドストエフスキーという〈自然生命直接的祝祭性〉すなわち〝イントラ・フェストゥム〟的事件とそこから噴出する創造性にあれほどまでに深くのめりこんでいったのか？　この思想家が他方において〈力としての歴史〉を強烈に実感していたというパラドクスに直面するとき、たとえば『本居宣長』に接するとき、そもそも人間にとって〈生命の祝祭〉とは何であるのか、じつに妖しい気分に私は捉われてしまうのである。この稀有の思想家の人生はいったい何を物語っているのか？　これは私がいま抱いている最奥の問いのひとつであり、機会と能力が許すならいつか論じたいと思っている。小林秀雄という元来はかなりアンテ・フェストゥム的な〈歴史家〉にとって〈祝祭性〉とはいったい何であったのか？　彼は〈祝祭性〉についに至りえたのか？　ついに至りえなかったのか？　この問いは二〇世紀精神病理学史的にも思想史的にも重要であろう。この思想家の妖気を感知しない以上、彼を神格化することも、批判することも、ともに虚しいことだと私には思われる。

ともかく、〈一九八〇〉は私にとって「喪失の確認」のための里程標になってしまっている。ここまで見てくるとアメリカニズムの『DSM‐Ⅲ』は二〇世紀精神病理学史の終焉の原因などではなく、ひとつの結果であるとも言わなければなるまい。そして、この雪の「喪失」が、崩落のごとき崩落の勢いは、いまなおおさまっていないのだ。『DSM‐Ⅲ』は、「喪失」の補塡ではない。衰弱して瀕死状態に陥った二〇世紀精神病理学に致命傷を負わせ、「喪失」の完了を証明した、さらには「喪失」を忘却させんとしているものなのである。

〈一九八〇〉からすでに四半世紀が過ぎた。「精神病理学者としては、われわれは汲みつくしえぬ個人の無限性を知っていれば充分である」〔カルル・ヤスペルス『精神病理学総論』、前掲邦訳書、上巻、二頁〕と言ったヤスパースは精神病理学的ニヒリストと非難されたが、われわれが、少なくとも私が、この立て続けの「喪失」のさなかで信じられるのは、このような言葉だけである。

d　ヤスパースに回帰して

「喪失・終焉」後の空白のときを生きざるをえない私にとって、精神病理学的認識論による自縄自縛状態から脱出して哲学者となったヤスパースの一九二六年の証言は、われわれの精神と分裂病性精神とのあいだに潜在していると感知された不可思議な「引力」についての示唆的である。精神病理学から離脱したこの思想家の慧眼はやはり信ずるに足ると思われる。

「現今、精神分裂病に罹った多くの優秀な人々がその病期の作品によって時代に影響を与えていることは注目すべき事実である。

十八世紀以前の西洋の歴史においては……その時代に対し文化的意義を有する精神分裂病は全く見られない。以前にもしばしば優れた人々が本病に罹り、その分裂病的存在によって時代に働きかけたが、ただ、われわれがこれに関する充分の知識を持っていないだけではないかとも疑われる。しかしわれわれは中世紀においてさえも、二、三の精神分裂病者を発見し得るのであるが、ただその何れもが価値の少ない人々のみである。……これに反し、ヒステリー者は多数に発見される。中世紀の、殊に尼僧院における僧院神秘主義、例えば聖テレサの如きはヒステリー素質を度外視して考えることはできない。逆に現代においては、ヒステリーがかくも精神の前景に現われることは見られない。

……この事実に関するすべての解釈は著しく主観的性質を帯びざるを得ず、したがって普遍性を欠くであろう。それにもかかわらず、この避くべからざる主観的色彩を伴う考察を次に敢えて試みることにする。十八世紀以前の精神にとってヒステリーが自然的な適応性を有した如く、精神分裂病は現代に何らかの適応性があると想像することができるかもしれない。何れにしても精神の領域と疾病とは無関係である。

……人はまず自分自身に問うべきである。私自身について言えば、私はストリンドベルクには殆ど興味を感ぜず、彼に対しては単に精神病学的な興味しかもたなかった。これに反し、ファン・ゴッホは単に彼の全体的な世界観の実現としての彼の存在によってのみならず、またその精神分裂病期に出現した新しい世界によって、私を魅惑した。この世界に対することによって、私は以前個々の精神分裂病者から感じたところのものを、より明瞭に体験し得た。それはあたかも存在の最後の源泉が可視的となり、現存在の隠された地盤が我々に直接に働きかけるかの如くである。しかしそれはわれわれには長くは堪え得られない衝撃であり、我々はややもすれば其処から逃げ出そうとする。

……現代の問題的なる事情はわれわれがわれわれの現在の最奥の地盤において不安定を感じつつあるということである。時代は最後の問題及び最も直接なる体験に迫りつつある。我々は現代文化全体の事情によって、それが真実で、実存的である限り、目新しい事実に対しても異常に寛容になっている。」（一九二六年、強調、渡辺）*

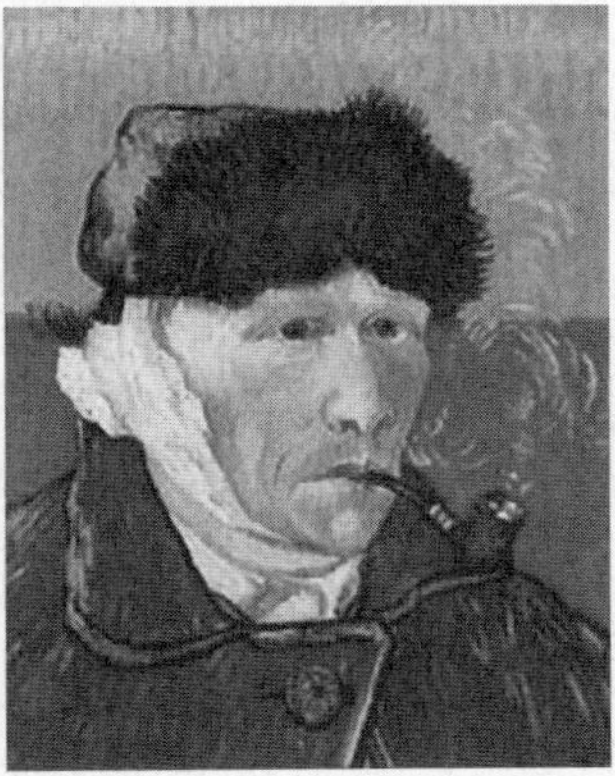

ヴィンセント・ファン・ゴッホ

＊ カール・ヤスパース、村上仁訳『ストリンドベルクとファン・ゴッホ』、みすず書房、一九五九年、二二一頁以下参照。ヤスパース

はファン・ゴッホの精神病を分裂病とみなしている。だが、私は、癲癇に極めて近縁な病気を考えざるをえない。ヤスパース自身、「長くは堪え得られない衝撃・最も直接なる体験」と書いている点、注目熟慮する必要があるだろう。ただし、ここでさらに重要なのは、ファン・ゴッホが癲癇者であることではなく、ヤスパースが二つの病気を明瞭には鑑別できなかったこと自体である。ヤスパースはたいへんに創造的な、比類なく意味深く教示的かつ発見的な〈誤診〉をした。これが私にはひどく興味深い。

私は冒頭で、〈力としての歴史〉を発見する方法としてのディルタイの「了解」を〈歴史不在〉化して精神病理学に歪曲導入したヤスパースを批判した。しかし今度は自身の歴史感覚を存分に駆使して自身の〈いま・ここ〉の直下を〈想起〉するヤスパースに少なからぬ驚きを感じる。彼が医学部から哲学部へと転じ、厳密過ぎるほどに自己限定してしまった精神病理学から自由になった転身は、やはり、想像以上に大きな影響力を発揮していると考えるべきである。「疾病・疾患」の次元から「精神」の次元へ、この跳躍の効果が決定的である。この文章は厳格に医学的な観点から見るならば価値のない感想文に近いだろう。けれども、ヨーロッパ思想史に関する一証言としては、出自が精神病理学ということもあって、異色かつ貴重である。

ヤスパースの影響力で精神病理学が分裂病中心主義に席捲されたわけではない。彼が二〇世紀の人間「精神」と分裂病とのあいだにある「適応性」に気づき、その理由を、自分自身の不安を告白するかのように「われわれがわれわれの現在の最奥の地盤において不安定を感じつつある」ことと断じている点が重要なのだ。われわれの「不安定」が何らかのかたちで分裂病という狂気に「適応」しているならば、〈分裂病とは何であるか?〉との問いをまず発したのは二〇世紀初頭のヨーロッパの大衆であったと考えるべきだろう。身体医学を見れば明らかだが、医学研究と医療行為の重点を決定するのは大衆である。明瞭には意識されていない「不安定」を感じる大衆が、医学に研究主題を選択すべく要請する。医学はこの要請に敏感に反応して、これに従う。結果として選ばれたのが、二〇世紀の精神医学にとっては分裂病であった。

ところがここに厄介な事情が生じてくる。無意識裡に研究を要請した大衆も、これを受けて論を展開した精神病理学も、「疾患」の次元と「精神」の次元の差異を明瞭に見抜けなかった。ヤスパースというひとりの男を不安にさせたのは、ファン・ゴッホの「疾患」でも「症状」でもなく、彼の生き制作する異様に「衝撃」的な「精神」の構え、その姿それ自体であったわけだが、大衆と実用医学の同盟はこの差異を理解できないことが多い。これは精神医学に固有の、つまり身体医学領域では生じにくい問題である。

H・ミュラー・ズーアというドイツの精神病理学者は「精神の領域と疾病とは無関係で

ある」とのヤスパースの見識をより緻密に論じている。彼は、分裂病になることにおいては確かに身体因的要素aと心因的要素bの双方が関与しており、これは臨床疾病論的にはf(a, b) と関数表記されるが、分裂病の場合には、精神的なもの自体の、人間学的形而上学的そして〈歴史〉的出来事Ereignisのまったく自律的な変化を考えざるをえず、人間が分裂病になること自体は、より高次の関数F{f(a, b), x}と表記されなければならないと考える。ヤスパース流に言うなら、aは「説明」され、bは「了解」されるが、xは「実存開明」においてのみ顕現する。

ヤスパースが「精神の領域」というとき、これはF{x}の次元を、「疾病」というとき、これはf(a, b)を指している、と考えてよい。ヤスパースを戦慄せしめるファン・ゴッホの「精神」も、ヒトラーの「精神」も、また「精神分裂病は現代に何らかの適応性がある」と言われるときの「適応性」も、さらには「現代の人々は精神分裂病になりたがっている」との感慨も、すべてF{x}なる高次元において理解されなければならない〔H. Müller-Suur: Der psychopathologische Aspekt des Schizophrenieproblems. *Arch. Psychiat.* 193: 11-21 (1955). Die schizophrenen Symptome und der Eindruck des Schizophrenen. *Fortsch. Neurol. Psychiat.* 26. 140-150 (1958)〕。

この論理的表現によってヤスパースの意図するところはかなりはっきりしてくる。

われわれ大衆の「不安定」は、一方では分裂病を自身たちとは異質無縁な「疾患」としてまとめあげ封じ込め安定しようとするが、他方で大衆は「不安定」がますます亢進してゆくのを実感せざるをえない。大衆は苛立ち、精神病理学に不満を抱き、この学を鞭打つ。この学は、しかし、医学の一子であるゆえ「疾患」$f(a, b)$の次元から脱出するすべを知らないのだ。ここに分裂病をめぐる際限のない「疾患」像「発見」が強迫行為のごとく反復される条件が整う。大衆はおのれの要請の真の動機が「精神」、$F\{x\}$の次元における「不安定」感に存していることを自覚しない。精神病理学もおのれの任務が二つの次元でなされるべきであること、さらに、「精神」の次元でのみ究極的に達成されることを自覚しない。かりに自覚したとしても、非科学的との批判を恐れて、なかなか語り始めない。いわゆる人間学派の流行と消滅、反精神医学と名づけられた一過性の騒乱状態、さまざまの解体行為の散発的な出現、すべては必然的な成り行きだった。つぎにくるのが「精神」の次元における分裂病問題の忘却であろうことは、すでにして予想できる。

「不安定」において、われわれ大衆は「病み」つつある。「精神」の次元で「病み」つつある。だが、この不安な事態に対応すべき精神病理学は「疾患」の次元で反復強迫に陥るだけであった。二〇世紀の精神病理学における分裂病中心主義が演じた悲喜劇を開幕し、劇が終わらないうちに幕を引きつつあるのは、〈わたしは疾患に罹っていない〉と叫び続ける大衆の「病み」ゆく「精神」であり、これに迎合して、「病み」ゆく大衆の「精神」

から「疾患」を切り離し、これを実体化し続けんとする不可能な努力をやめることができない精神病理学なのである。この幕引きが完了したのち、精神病理学という学問そのものがなお生き残っているか否か、考えものだろう。

ヤスパースの不安は、分裂病と「何らかの適応性」を有するに至った「現代」の「精神」的状況ゆえである。ヨーロッパ精神史の没落、固有の文化の生き生きとした持続の終焉、に立ち会う者の不安である。すなわち、彼の不安は〈歴史不在〉の不安であり、この不安は必然的に〈歴史不在の想起〉という、あらかじめ敗北を決定づけられている闘争に直結するしかない。それゆえ「何らかの適応性」の内実は、「存在忘却」（ハイデガー）に極めて近い意味における〈歴史不在〉にほかならないと言える。「病み」ゆく大衆の「病み」かたが分裂病的な「病み」かたと酷似しているとの直観から「以前人々がいわばヒステリーになろうとしたように、現在では人々は精神分裂病になろうとしている」というヤスパースの言葉が生じてくる。

精神病理学を呪縛した分裂病中心主義の栄枯盛衰は、大衆の「病み」ゆく「精神」の混乱の一産物に過ぎなかったと言ってよかろう。だが、分裂病性の「精神」は、「病み」ゆく大衆の奔流が何処に向かっているか、照射し続ける。

分裂病中心主義は、結局、分裂病を解明しえなかったが、二〇世紀の「精神」の「病み」ゆくありさまを浮き彫りにして去って行ったように思われる。ということは、この奇妙な主義の消滅は、われわれがわれわれ自身の「病み」ゆく運命について、問いを放棄してしまったことをも意味する。もしもこの問いの再生が可能であるとするならば、二〇世紀の精神病理学は、問い続けるわれわれにとって、あるいは問われ続けるわれわれにとって、なお潜在的な力を有していると考えてもよかろう。

第四章　病みゆく大衆

「精神分裂病は現代に何らかの適応性がある」とのヤスパースの直感はそのまま「われわれがわれわれの現在の最奥の地盤において不安定を感じつつある」という個人的体験の告白に通じていた。ファン・ゴッホは、この「不安定」を落ち着かせるどころか、「不安定」を可視的に暴露して亢進させる「狂人」である。それゆえヤスパースほど温厚な思想家すらも「時代は最後の問題及び最も直接なる体験に迫りつつある」と、世界没落の予感にも似た気分にとらわれている。これは精神病理学徒であったひとりの哲学者の特殊な感想文などではない。

ちょうど同じころ、精神病理学とも分裂病中心主義ともあまり縁のない、ヤスパースとまったく同じ年齢のスペインの一思想家の発した警句は傾聴に値する。

「現在と過去とのこの決定的な乖離はわれわれの時代の普遍的な事実であるが、この乖離のうちには多少とも当惑した疑念が入りこんでいて、それが近年における生の異常な混乱をひき起こしている。われわれ現代の人間は自分たちだけが突然この地上にとり残されてしまったのだ、死者たちは冗談に死んだふりをしているのではなく、完全に死んでしまったのであり、もはやわれわれを助けてくれないのだと感じている。今まで残っていた伝統的な精神は蒸発してしまい、もはや模範も規準もわれわれの役にはたたない。芸術であろうと政治であろうと、われわれは自分たちの問題を過去の積極的な協力なしに、現在のただなかで自ら解決しなければならないのである。ヨーロッパ人はひとりぼっちになり、そのかたわらに生ける死者はいない。」(一九三〇年、強調、渡辺)〔オルテガ・イ・ガセット、桑名一博訳『大衆の反逆』、白水社、一九九一年、七八頁参照〕

ハイデルベルクとマドリードから発せられた不安の告白はまったく同じであろうか？確かによく似ている。しかし、ここでは似て非なる告白がなされていると私には思われる。〈われわれは不治の病に罹ってしまったのではないか〉という確信に近い暗い予感が二人の思想家に共有されていること、これは間違いない。この不安は、言うまでもなく精神病理学固有の領域を突破してしまっている。もはや「疾患」の質や量の増大など論外である。「病み」ゆく不安は大衆の「精神」の次元に充満している。この不安は各自的な不安の総和ではない。公共的な「生の異常な混乱」が先行してしまって、それが各自的な不安の質を決定してくるのだ。

オルテガ・イ・ガセット（一八八三〜一九五五）が「伝統的な精神、生ける死者」と言うとき、この「精神」が本稿における〈力としての歴史〉を指し示していることは明らかであろう。ドイツ語のガイストGeistには「生命、息吹、霊魂、精神」など多くの意味がこめられているが「死者たちの助け」がはっきりと前面に打ち出されている以上、オルテガの言う「（伝統的な）精神」は〈力としての歴史〉と読まれるべきである。

「現在と過去とのこの決定的な乖離」との表現も、それゆえ、歴史年表上で時点を特定できるような出来事に関するものではなく、〈生命体の群れ（大衆）の奔流〉を特殊人間的に造形する〈力としての歴史〉が「完全に死んでしまった」こと、個別的〈生命体〉の群れと〈力としての歴史〉の相互隠蔽的ではあるが均衡のとれた運動が停止してしまったこと、あるいは人間的「精神」が持続するのに必要な二つの力の力学的均衡が破綻してしまったこと、と解されなければならない。「乖離」は「過去」に起こったのでもなければ、「過去」と「現在」のあいだに生じたのでも

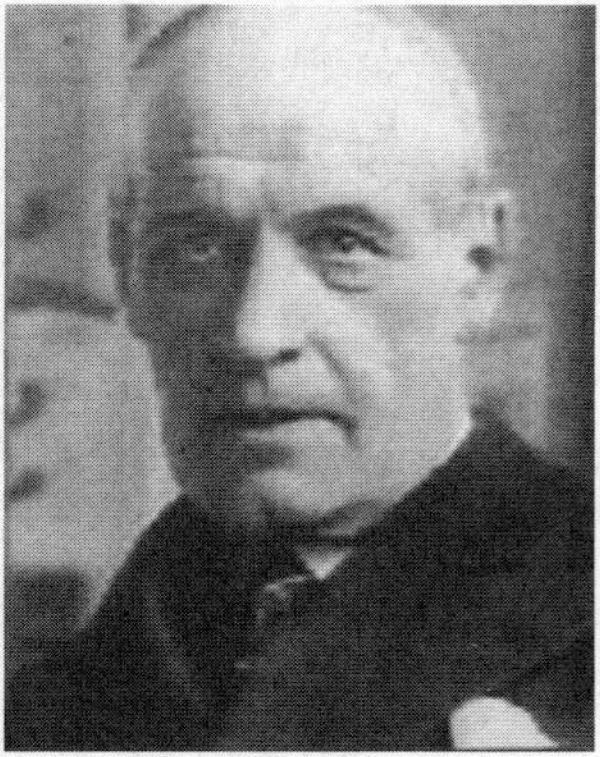
ホセ・オルテガ・イ・ガセット

ない。「乖離」はわれわれの〈いま・ここ〉において、「現」において、「わたし」において、日々起こり続けている。この「乖離」はわれわれに押された刻印であり、「現」に開口している〈生命体の群れ〉と〈力としての歴史〉とのあいだの裂隙であると言ってもよかろう。

オルテガは、われわれがこの裂隙を抱え込んで異常に混乱した「生」と化してしまった経緯を分かりやすく書いている。

「なぜならば、この目もくらむばかりの（人口増加、生の増大の、渡辺注）速さというのは、人びとに伝統的な文化を滲みこませるのが容易でないほどの急ピッチで、大量の人間を次から次へと歴史の上に吐きだしたことを意味しているからである。

実際、今日のヨーロッパの平均人は、前世紀の人間よりも健全で強靭な精神を持っているが、しかしその精神ははるかに単純なのである。今日の人間が、きわめて古い文明のただなかに突然姿を現わした原始人といった印象を与えることがあるのはこのせいである。……大衆には強烈に生きるための道具は与えられたが、偉大な歴史的使命に対する感受性は与えられなかった。彼らには誇りと近代的手段の力が性急に接種されたが、精神の接種はなされなかったのだ。」（強調、渡辺）〔オルテガ、前掲書、九四頁参照〕

「大衆」の出現過程を論じたこの文章は〈歴史不在〉に陥って行くわれわれの「病み」ゆくありさまを活写しているだろう。

分裂病問題からあまりにも遠く離れてしまったような気がする。次元を異にした文脈に転じてしまったような気もする。だが、果たして、いま問われている事態は私の論の逸脱を許さないほどに単純なことなのだろうか？ ヤスパースの不安の告白から、オルテガの苛立ったような警句から、アンネ、そしてI氏の証言と何かしら同質の事態が進行中であることが感知されないだろうか？

「私はいろいろなものとの関係をなくしてしまったのです。いろいろのことを落っことしてしまっているのです。なにかが抜けているんです」（アンネ）、「自分自身をつなぎ止めるものが短いようで……時間ですね。……ポツポツとちぎれている。……固めるもの、時間がないから体が変に動いて」（I氏）。このような訴えが「大衆」として群れている「ひと」のなかから発せられてもおかしくないような時代にわれわれは突入している。

じっさい、「疾患」化されてしまったアンネやI氏のような人たちも「大衆」の成員と見なしうるのだ。だが、彼らは「ひと」にとどまって「平均人、原始人、野蛮人、社会人」となって好奇心だけでお喋りし笑いながら、高度の技術を振り回しながら、強烈に生きることはできない人たちである。この残酷なまでの差別はどうして生じてくるのだろうか？

二〇世紀も終わってしまった今、「病み」ゆく「大衆」の「病み」かたが七〇年まえよりもはるかに激しいことは言うまでもない。「生の異常な混乱」と無縁な場所などもう何処にもないではないか。じっさい、何処を捜しても無駄である。われわれ自身が「生の異常な混乱」そのものなのであり、かつまたこの「混乱」と無縁であった高貴な文化の民をこの惑星上の至るところで殺害してしまったのだから(第八章c参照)。

しかし「病み」ゆく「大衆」のなかの「病み」ゆく「ひと」と、いわゆる分裂病者の違いは明白だとも言える。つまり「ひと」は〈歴史不在〉のなかで言わば眠っている。〈不在〉を忘却するほどに純粋技術人として、純粋情報人として、そして、純粋欲望人として、飛び回っている。ところが、いわゆる分裂病者は〈歴史不在〉において覚醒し〈歴史不在の想起〉という孤独な闘争、ひとりぼっちの革命を開始すべく強いられた人間なのだ。〈不在〉である以上、この闘争の敗北、この革命の失敗、過度に主体的に決断された〈想起〉の空転と不発は避けようもない。アンネの最後の行為は宙に浮いた無定形の、「ひと」として生きてゆくすべを知らないひとつの〈生命体〉を完璧に消去することであった。I氏は「物に行く」ことで、あるいは「先祖」を幻覚的かつ妄想的に制作することで「自分」と「自分」の来歴を新たに制作、想起せんとしている。〈生命体〉のかたち、「いま・ここの・この・からだ」の崩壊はアンネよりもはるかに激しい。ここで一応押さえておくべきは〈生命体〉は自力では人間になれないということ、そして、アンネもI氏もともに主体性の常軌を逸した過剰に呪われていること、である。それゆえに、私は〈歴史不在の想起〉における「精神」の構えを闘争的、革命的と形容しているのである。精神病理学が信頼されるに足る力を身につけて思想史の構成に関与しうるならば、この学問は廃墟のなかから蘇生するかもしれない。この試みの導きの糸あるいは病理学的キーワードは、私には〈歴史不在の想起〉以外にはありえないと思われる。この逆説に満ちた言葉、ほとんど呪詛であるような言葉は、二〇世紀において「病む」ことの見かけ上の違いを、現象の次元の差異を、貫通している。「大衆の反逆」と「分裂病中心主義」は不安で不幸なわれわれにおいて、たしかに共振している。ただ、この共振の様相が複雑怪奇に過ぎることは否定できない。

この複雑怪奇の一端を見ておこう。「生の異常な混乱」は確かに〈力としての歴史〉を置き去りにする「生」の奔流によって惹起された。あるいは、〈個的生命体の群れ〉が「反逆する大衆」と化して、総じて「歴史の俘囚」であることをやめたことによって生じた。だが、オルテガが凝視している「大衆」において、私は、ヤスパースを根底から震撼させたファン・ゴッホの作品における〈自然生命直接的祝祭性〉の顕現を見ることができないのである。むしろ「死者の助け」を失って騒乱状態に陥った「大衆」には悲惨とも無残とも言いうる、あまりにも世俗的かつ刹那的な不安が感知される。リアリティだけを求めて突進する「大衆」には、離人症的な非現実感の充満すら感知される。これは私がファン・ゴッホの作品から感受する独特の〈祝祭性〉と決定的に異なる事態ではあるまいか？

オルテガの言う「生の異常な混乱」と、ヤスパースを襲ったディオニュソス的な〈自然生命直接的祝祭性〉とは混同されてはならない。まったく別なのだ。オルテガの文章は、以下のように解読されなければなるまい。すなわち、かつて、ヨーロッパ人は「伝統的な精神」に支えられ、「偉大な歴史的使命に対する感受性」をもって生きていた。これは〈力としての歴史〉によって間接化され続けたヨーロッパ人が誇り高き歴史の継承者たる自覚をもって〈死者と生者の共同性〉を生きていたことを意味する。だが、高度科学技術を身につけた「大衆」はさらに異常な間接化を受けることになってしまった。「大衆」は、言うまでもなく、物質文明に生き、自由思想と個人主義で充満した個別的生命体の群れであるが、この群れは、高度技術を駆使する労働に従事し、膨大量の情報獲得を生活必需事と信じ、世俗的欲望充足のみを「生」の充足としてこれを追求する。ここでは、〈力としての歴史〉とはまったく異質で新奇な〈力〉による奇怪な間接化が進行しているのである。この新奇な間接化は、リアルなものに徹した感覚、思考、概念形成、価値観形成、生産、投資、拡大再生産といった方向へと人間たちの生きかたを変形してゆくのみであって、まさしく〈歴史不在〉への間接化にほかならない。いまでは死語になってしまった観があるが、この間接化は、かつて、「物象化」、「人間疎外」と言われていたプロセスにほかならない。死語になったということは、われわれがもう「物象化」ないし「人間疎外」に抵抗することをやめてしまった実情を物語っていよう。

それゆえ、オルテガの言う「生の異常な混乱」は、ヤスパースを震撼せしめた〈自然生命直接的祝祭性〉からもっとも遠い、人間という観念がほとんど成り立たなくなった〈リアルな騒乱性・リアルな野蛮性〉だとも言えるのである。言語的に媒介された〈歴史化〉としての間接化が、〈リアルな物象だけによる媒介〉に占領され圧殺されたと言ってもよかろう。この〈リアルな物象〉の最大の特徴は、それが言語的媒介すら間に合わないほどのスピードで増殖し続けるという事実に存する。すなわち、名づけられるゆとりもないままにこの〈物象〉は、増殖しつつ消滅し、さらに増殖してゆく。この事情が何とも複雑怪奇なのである。二一世紀になって、この惨状の進行の激烈さをわれわれはいまじかに感じている。＊

＊「物象化・人間疎外」という事態は、ここでは、とりあえず、〈人間〉の〈人体〉化、あるいは、一人称〈わたし〉なる実感が三人称的実体としての〈自我〉へと変質せしめられること等を意味する。しかし、「新奇な間接化」の複雑怪奇性が問われている今、「言語的媒介」の変質のみならず、「物象化」過程総体のさらなる変質すらも凝視されなければならない。ひとりの思想史研究者の文章。

「或る残像が人々をひきつけ動かすとすれば、その力を物質化しさらに商品化するということが生じる。そのもともとの発生の場所も脈絡も忘却ないしは無視されて、人をひきつけ動かす「力」だけが取り出される。この使い捨て社会は、物をまたたく間に残像化するだけでなく、その残像をも使い捨てにしようとするのである。既存の時代的社会的な経験の一端を担いながら消えようとするものへの真っ当な関心は、こうして変形され加工され、新たな装いのもとに送り返されてくる。……私たちにとって根本的な事態は、物事の消失が「絵になる過程」ではなくなりつつあるということ、すなわち「衰えゆく」過程自体が危機に瀕しているということである。現代の物事を刺し貫く消滅力はそれほど破壊的なのである。それは消滅過程を忘れさせ、それをもっぱら止めどない産出と付加の過程として出現させているのである。そうだとすれば、残像の棲息すら危ういだろう。……」(強調は原著者)。

「残像」の棲息が危機に瀕している現在、「物象」はもう死滅してしまったのではないか。「物象」化される以前の「大自然」などさらに昔に消滅してしまっているのではないか。生き生きとした純粋な「経験」と切り結んでいた「言葉・名前」などはるか大昔に消滅してしまっているのではないか。「言語的媒介」のみで間接化原理を論じえたのは古きよき時代ではなかったか。人間的経験の間接化が極限に達したならば「物象」のみならずその「残像」でさえも瞬時に死滅してしまう、そのような時代にわれわれは放り込まれている。この極度に間接化された事態は、時間論的には〈歴史不在〉とも〈瞬間〉とも言いうる質を帯びているが、ここに、地獄のなかの〈祝祭〉とも言うべき光景を見るのは私だけであろうか。かつて人間を直接性の衝撃から守護していた間接化原理が、いまやその極限において、人間的経験を切り刻む悪魔性を露呈し始めたとの印象を私は否定できない。本文において「新奇・奇怪な間接化が進行している」と言われるとき、事態はこのように理解されなければならない。市村弘正「「残像」文化」、『小さなものの諸形態』、平凡社ライブラリー、二〇〇四年、九五〜一〇六頁参照。なお、「残像」文化」は一九九〇年初出であるが、市村が一九八五年に発表した小論「「名づけ」の精神史」と「「残像」文化」とを一本の線で結ぶとき、間接化原理の奇怪なる変質が孕んでいる病理学的問題はさらに鮮明に浮かび上がってくるだろう。

以上を要するに、ヤスパースとオルテガ、この二人の思想家に共有されているのは〈歴史不在〉の不安、〈歴史不在の想起〉へと強制される絶望感なのであるが、ヤスパースの場合、その〈歴史不在〉の不安には、ファン・ゴッホの「精神」に、〈自然生命直接的祝祭性〉に直撃された不安が濃厚に混入している。これに対してオルテガの警句はほぼ純粋に〈力としての歴史〉に見捨てられた不安のみに満たされている。「物象化・人間疎外過程」としての間接化については確かにオルテガの警句のほうが明瞭である。だが、私にはヤスパースの不安告白のほうが、その複雑怪奇さにおいて、意味深く思われる。すなわち、ヤスパースは、「物象化・人間疎外過程」としての〈歴史不在〉化と〈自然生命直接的祝祭性〉に撃たれることの〈歴史不在〉化とを、おそらくは無意識裡に、同時に感知しているからである。〈間接化ゆえの危機〉と〈直接化ゆえの危機〉とを一気に論じているからである。彼の文章が不明瞭と感じられるのは、この対極的事態を一気に見ているからである。そして、〈歴史不在〉の〈刹那的時間性〉と〈自然生命直接的祝祭性〉に固有の〈瞬間性〉との異同如何という途方もない難題をわれわれに突きつけてくるからである。*

*ヤスパースの論における複雑怪奇かつ不明瞭な印象と、彼がファン・ゴッホの病気を癲癇近縁のものとせず、分裂病と〈誤診〉したことには意味深い関係がある。

「大衆の反逆」を純粋な「歴史眼」でもって見据えたオルテガ、「病みゆく大衆」を「歴史眼」と「千里眼」の双方でもって意図せずして見てしまったヤスパース。ヤスパースの視野の混乱は言うまでもないが、私には、この混乱のほうが意味深く思われる。〈力としての歴史〉に保護されなくなった人間「精神」には、「物象」にまで間接化される道と「大自然」に直接する道とが残される。この「精神」は、ともども、狂的であるが、この異質な狂気の異質な光景を同時に凝視することに二一世紀精神病理学の大きな課題が存すると思われる。

「病み」ゆく「大衆」あるいは「ひと」の病理と分裂病という「疾患」の病理とを安易に混同、同視するつもりはない。同視が誤謬であることは明白だ。しかし、われわれ大衆が

「病んで」ゆくという自覚が、「疾患」としてのいわゆる分裂病を「精神」化し、この「精神」化された分裂病性の事態が二〇世紀の人間の不安と不幸のありさまの理由を照射する力をもっている可能性がはっきりと予測される以上、思索を中断する必要もないと私は思う。「精神」なき精神医学、「精神」なき精神病理学、「精神」なき精神分析、「精神」なき精神疾患、「精神」なき精神症状、このような不可解な現在進行中の医学に「精神」を取り戻すこと、それによって出自不明瞭な精神病理学という学問に固有独自の根拠を見出すこと、この作業のためにこそ私は「病み」ゆく大衆の「精神」を透視したヤスパース、オルテガの視力を引用するのである。もちろん、ウィーンの「精神」分析創始者の名もすでに私の念頭にある。

第五章　フロイトの遺言

精神分析の創始者にとって「われわれは病んでいる」との感受性はほとんど自明なものだったろう。『ある幻想の未来』(一九二七年)*、『文化のなかでの不満』(一九三〇年)**などの論は、ヤスパースの『ストリンドベルクとファン・ゴッホ』(増補版、一九二六年)、オルテガの『大衆の反逆』(一九三〇年)とまったく同時代に世に現れた。第一次世界大戦終結し、ヒトラー政権が誕生する一九三三年に至るまでの約一五年間、「病みゆく人間精神」はヨーロッパ思想界において他のすべてを圧倒する主題であったことは想像に難くない。

* S・フロイト、浜川祥枝訳『ある幻想の未来』、フロイト著作集3、人文書院、一九六九年、三六二〜四〇五頁。ひとつの証言。「……一九〇七年、フロイトは神経症者の強迫症状と宗教的な儀式や信念とを類比して、宗教は普遍的な強迫神経症であり、強迫症は個人にとっての宗教だという結論に達した。二十年後の『幻想の未来』(*Die Zukunft einer Illusion*) にお

いて、彼は宗教を、思考の万能に対する幼児的な信仰によって生み出された幻想であり、普遍的な神経症であり、知性の自由な活動を妨げる一種の麻薬であり、人間が棄てなくてはならないものである、と定義した。……」アンリ・エレンベルガー、木村敏・中井久夫監訳『無意識の発見』下、弘文堂、一九八〇年、一二三頁参照。

** S・フロイト、浜川祥枝訳『文化への不満』、フロイト著作集3、人文書院、一九六九年、四三一〜四九六頁。ひとつの証言。「……この書物の眼目は、自分の意図は、『罪悪の意識が文化の進歩のもっとも重要な問題であることを示すこと、そして、文化の進歩の値は、罪悪の意識を高めて幸福を奪うことにより支払われたことを理解させること』にあるという、フロイトの言葉によって表されているといえる。……」アーネスト・ジョーンズ、竹友安彦・藤井治彦訳『フロイトの生涯』、紀伊國屋書店、一九六九年、四七三頁参照。

だが、すべての思想家がまったく同質の危機感を共有していたわけではない。フロイトは宗教や文化のなかに神経症的メカニズムが作動しているのを証明せんとしたが、このエス論者にとって人間存在そのものが総じて神経症的と見なされていた以上、彼はヤスパースやオルテガの不安、不快感、危機感、不幸の予感、カタストローフの予感とはあまり縁がなかったと言うべきだろう。

フロイトにとって、神経症的メカニズムのもとに生きてゆくことは「正常」の範囲内に属しうる。彼に強いて〈まったき正常とはなにか〉と問うならば、彼は、「エスがあったところに自我が生成しなければならない」という有名な命題（一九三三年）〔S・フロイト、懸田・高橋訳『精神分析入門（正・続）』、フロイト著作集、人文書院、一九七一年、四五二頁〕を提示するだろうが、同時にまたこの命題が人間にとって永久に到達できない、実現不可能な理念であることも容認するだろう。ここにもエス論者固有の歴史感覚の鈍さ、あるいは無神論者の奥底に潜む醒めた楽天主義を見ることもできよう。〈生命〉論者として「死の欲動」を肯定した者（一九二〇年）の〈力としての）歴史〉に対する諦観が現れていると言ってもよい。

それゆえ、本稿における問い、〈われわれはいかに病みつつあるのか?〉という問いに対してエス論は明瞭に応答するすべを知らない、と言わなければならない。じっさい、右に挙げてきたフロイトの研究は、彼の遺言ではないし、二〇世紀的人間「精神」の「病み」かたとはつながらない。エス論者にとっては太古の原人の群れもわれわれも同じような生き物であって、とりたてて二〇世紀的「精神」を論じる必然性など原理的に存在しえなかった。しかし、では、このウィーンのユダヤ人は、一九三〇年ころヨーロッパを支配していた巨大な緊張に超然としていたのであろうか。もちろん、そうではない。彼は、精神分析という方法で「大衆」の「病み」ゆく事態を主題的に取り扱った点においてではなく、おのれ自身の、孤高の一ユダヤ人としての「恢復」する苦悩を人生の最期に示した点において、特筆すべき精神病理学者なのである。この経緯は一九三六年に脱稿に至った『モーセと一神教』という奇妙な書物のなかに刻み込まれることになった。この書を公刊すべきか、秘したまま死ぬべきか、この迷いは著者の、一個の「精神」としての悲劇性の深さと結びついている。

周知のように『モーセと一神教』(S・フロイト、渡辺哲夫訳『モーセと一神教』、日本エディタースクール出版部、一九九八年(ちくま学芸文庫版、二〇〇三年))は、二つの短い論文と長く重厚なひとつの論文が、ナチズムのユダヤ人迫害が激化するなかで慌ただしく合成された。本稿の論旨にとって特に重要なのは三番目の「モーセ、彼の民族、一神教」と題された論文である。じっさい、はじめの二つの小論文(「モーセ、ひとりのエジプト人」、「もしもモーセがひとりのエジプト人であったとするならば……」)は、第三論文に完全に消化吸収されてしまっているゆえ、この第三論文が『モーセと一神教』そのものだと言っても過言ではない。

この書がついに世に出たころの状況を略記しておくことは、反復されても、意味なきことではあるまい。一九三八年、三月一一日、ヒトラーの軍隊、オーストリアに進駐し、これを併合。ついで、三月二二日、アンナ・フロイト、ゲシュタポに逮捕拘束される。同年六月四日、フロイト、ロンドンに亡命。『モーセと一神教』第三論文の第二部C章、「精神性における進歩」のみ、フロイト自身の依託に基づき、パリ国際精神分析会議においてアンナ・フロイトによって朗読され、のち、この部分のみ分離されて、*Internationale Zeitschrift für Psychoanalyse*, Bd 24 (1939) に掲載される。この時期のこの件はフロイトの遺書の核心が“Moses-Geistigkeit”に存することを明瞭に物語っているだろう。同年八月、『モーセと一神教』、アムステルダムにて印刷され刊行される。〔S. Freud, *Studienausgabe*, Bd. IX, Editorische Vorbemerkung, Fischer, s 457.〕同年九月、ズデーテン危機、ヒトラー、ミュンヘン会談で英仏首脳を恫喝し、ズデーテン地方はドイツに割譲される。同年一一月八日夜から翌九日にかけて「水晶の夜」。一九三九年、三月、アーネスト・ジョーンズの妻、『モーセと一神教』の英訳を完成し出版。一九三九年、九月一日、ヒトラーの軍隊、ポーランドに電撃戦開始、一週間でワルシャワを除くポーランド西部全域を制圧（ポーランド軍の主力はナポレオン時代と変わらぬ騎兵隊であった）。九月三日、イギリスとフランス、ドイツに宣戦布告。九月一七日、ヒトラーとスターリンの密約に基づき、ソ連軍、東部ポーランドに侵攻。九月二三日深夜、ジクムント・フロイト死去、享年八三。一〇月六日、首都ワルシャワ陥落しポーランド地図から完全に消滅。一九四〇年六月二二日、フランス降伏、ヒトラー、パリ入城、となる。

ロンドンの死の床でフロイトを苦しめたであろう、怒らせたであろう出来事がさらに厖大であることは言うまでもない。フロイトの精神的身振りにミケランジェロのモーセ像を重ねてしまうのは私だけであろうか。『モーセと一神教』はまさしく人間業を超えた忍耐によって押さえ込まれた憤怒の書なのである

さて、フロイトの身辺に少し戻ろう。一九三六年に第三論文を脱稿し、一九三七年にすでに書き終えていた第一、第二論文を雑誌『イマーゴ』に掲載し、一九三八年に第三論文の公表を決意するに至った数年間、このユダヤ人がどのような状況に生きていたか、これはかなり詳しく知っておく必要がある。

一九三三年一月にヒトラーが首相に就任したのち、二月には国会議事堂放火事件、三月には最初の強制収容所設置（ダッハウ）、四月にはユダヤ人商店等に対するボイコット運動、五月にはナチス主導による焚書（当然、フロイトの書物も炎のなかに投げ込まれた。アインシュタイン、トーマス・マン、ヤスパースらの著書も焼かれた）と続く。その後も対外、対内的政争やユダヤ人迫害が続くが、一九三五年九月のニュルンベルク法制定は決定的なもので、ユダヤ人は事実上「人間以下」の存在と人種法の名のもとに定められる。この間、オーストリア国内のナチスは内側からこの国を蝕んでいった。一九三八年三月のドイツ軍オーストリア進駐とオーストリアのドイツへの併合は、両国民に歓迎される結果となった。繰り返しになるが、フロイトが妻と娘を連れてウィーンを脱出したのは一九三八年六月

四日であり、翌日の夜には船でドーヴァー海峡を渡った。彼は、三ヶ月間、暴徒と化した凶暴なナチの群れとゲシュタポの殺意のなかに身を置いたわけである。否、ほとんど五年間と言うべきかもしれない。

さて、以上に略記した状況を念頭に置いて『モーセと一神教』の第三論文の緒言Iに目を向けてみよう。この緒言Iには、一九三八年以前と日付が付記してある。このなかには第一、第二論文の発表雑誌の号が記されているゆえ、書かれたのは一九三七年の後半と推測される。

「われわれは特別に奇妙な時代に生きている。進歩が野蛮と同盟を結んでしまっているのを眺めるにつけ、われわれは驚きの念を禁じえない。ソヴィエト・ロシアでは圧政に縛りつけられた約一億人の人びとをよりよい生活水準に持ち上げるべく企てが進められている。そこでは大胆にも宗教という「麻酔剤」が奪い取られ、賢明と言ってよいけれども常識的な程度の性的な自由も与えられているが、しかし、民衆は苛酷すぎるほどの強制のもとに置かれており、考えることの自由という可能性もことごとく奪われてしまった。似たような暴力的圧政のもとでイタリア民衆は秩序と義務感情の教育を受けている。ドイツ民衆の場合、ほとんど歴史以前とも言える野蛮への後戻りが何の進歩的理念にも依存せずに起こりうるのを見ることができるのだが、これは、重苦しい憂慮の軽減と感じられている始末

である。」（強調、渡辺）〔S・フロイト、前掲書、「モーセ、彼の民、一神教」、第一部、緒言I（一九三八年三月以前）参照〕

この短い文章だけからも、宗教や文化の源泉に人類に普遍的な神経症的メカニズムを見とどけるという精神分析固有の文脈からフロイトが急激に離れつつあることが理解されよう。ヒトラーという化物じみた狂的な「精神」の出現を目の当たりにして、このユダヤの英雄は、精神分析という限定された学の領域から一気に思想史的ないし精神史的次元へと跳躍せざるをえなかった。この跳躍は「疾患」の次元から「精神」の次元への跳躍でもあった。なるほど、たしかに、人間が精神分析的に「病む」ことはフロイトにとって自明の前提だった。この学にとって、「病む」ことは人間の本性に属する。

ところが、ヒトラーという男は、まったく異なった「病み」かたを体現していた。第三帝国の総統を「疾患」に罹患した者と見なすわけにはゆかない。医学的思考法しか持ち合わせていない多くの論者たちは、戦後、このブラウナウから来たアドルフという名の男にありとあらゆる「疾患」名を貼り付けたわけだが、その愚かしさはすでに証明済みと言ってよい。フロイトの鋭敏な直感は、起こりつつある事態の困難と深刻を一気に見抜いていたと言うべきであろう。緒言Iを書いたころ、しかし、フロイトにはまだ少しのゆとりがあった。それは緒言末尾の「この三番目の論文は、いつの日にか危険を感じることなく公表できる時代がくるまで、あるいは、いつの日にか同じ結論と同じ見解を公言する人が、かつて暗い時代にも君と同じように考えた人物がいたのだよ、と言い聞かされる時代がくるまで、秘密のうちに保管されることになるだろう」との文章からも感知される。しかし、一九三八年六月と明記された緒言IIは、明らかにロンドン到着直後に書かれたものであるが、ニュアンスを異にする。具体的に文章化されていないが、緒言IIを支配する雰囲気は、フロイトの怒り、焦慮、苦悩、危機感が著しく亢進した事実を読む者に伝えてくる。

「はじめの前書きを書いた当時、私はカトリック教会の庇護のもとで生活しており、私の不安はと言えば、第三の論文の公表によって私が教会の庇護を失い、オーストリアにおける精神分析の信奉者や学習者に対し禁止令が下されるかもしれないというほどのものであった。ところが突然にドイツ軍が侵入してきたのである。カトリック教会は、聖書の言葉で言うならば、一本の「揺らめく葦」に過ぎない正体を示すに至った。いまや私の思想ゆえのみならず、加えて私の「人種」ゆえにも迫害されることが確実となり、私は多くの友人たちとともに、幼いころから七八年間にわたって故郷であり続けた街を去った。……私は私の仕事の最後の部分を敢えて公表する」（強調、渡辺）〔S・フロイト、前掲書、前掲論文、第一部、緒言II（一九三八年六月）参照〕

第三論文を公表するか否か、これは当初は精神分析という学を守るという配慮のみから考えられていた。公表すまいとの決意は第三論文を書いているときからのもので「さて、よいですか、ルウ、誰も今のオーストリアでは、カトリック当局が精神分析の実施を正式に禁じるようになるという危険を冒さないのでは、この私の心を捕える結論を発表できないのです。しかもこのカトリック体制のみが、我々をナチズムから守るものなのです。その上、モーセ物語の歴史的根拠は私の貴重な洞察の基盤に役立つほどには確実でないのです。ですから、私は沈黙を守ります。私自身は問題の解決を信じられるというだけで十分です。このことは全生涯を通じて私を追いまわしてきました」（一九三五年一月、ルー・アンドレアス・ザロメ宛書簡より。強調、渡辺）という書きかたからも明らかなように、身辺に危険がおよんでもなお約三年間にわたって一貫していた。これほどまで強かった非公表の決意が極めて短期間のうちに撤回された事実にわれわれは無関心ではおれない。

熟読するとよく分かるのだが「私は私の仕事の最後の部分を敢えて公表する」という緒言IIのなかの一文は、宙に浮いている。前後の文章をすべて再録すればよいのだろうが、それすら意味がない。要するにイギリス国民の善良さへの感謝の念と公表後に生ずるであろう読む人びとの不快感への危惧がさらりと書いてあるだけである。

フロイトという文章の達人は、明示的でなくとも極めて論理的に書くのだが、この一文に限ってのみ「それゆえ」とか「なぜならば」という言葉、含み、あるいは文脈に相当するものが文意総体を考慮しても見出せない、感知できない。じつに不思議な断定的決意表明文である。精神分析を守る配慮も「全生涯を通じて私を追いまわしてき」た秘すべき事柄を隠したまま死んでゆこうという気持ちも、この強烈な個性と力を有するユダヤ人は、あたかも堪忍袋の緒が切れたかのように、かなぐり捨ててしまった。このような私の受ける印象の根拠を論理的に説明することなどできない。それにもかかわらず、私にはフロイトの心境がよく理解できる。直感のみが理解する事柄というものは、たしかにあると思われる。

さらに言おう。ヒトラーという史上類を見ない狂的な「精神」の現前に応じて、誇り高いユダヤ人が激しい憎悪と怒りを抱かないというようなことがあろうか。『モーセと一神教』公表が引き起こすであろうユダヤ同胞の困惑と反感、キリスト教徒の不快、さらには野蛮な多神教徒の帝国の激昂、このような明瞭に予想される結果は著者には取るに足らないものになった。

この書は、内容的にもすでに精神分析を逸脱しているが、常識的な学術書の次元をはるかに超えた力をもっている。それは「歴史以前とも言える野蛮」を創出してしまった狂的な「精神」に堂々と対抗できる「精神」的な武器としての強烈なパワーを内に秘めている。それゆえ、フロイトの無意識は解明しようもないが、思想史的な次元で見るならば、第三論文公表は、結果として、狂的な「精神」に対するフロイトの「わが闘争」を明示することになった。『モーセと一神教』を武器として最晩年のフロイトは北欧異教の神々に戦いを挑むことになった。戦略は、陳腐な「野蛮」批判ではなかった。「野蛮人」の神々とはまったく異質の唯一神を深い歴史の奥底から一九三〇年代の〈いま・ここ〉に復活させること、これが自称無神論者フロイトの戦略であった。ユダヤの「精神性における進歩」の潜在的かつ連綿たる持続を『わが闘争』との対比において世界に知らしめること、これが七〇年後に生きるわれわれの心眼に映じる思想史的な運動の光景なのである。

私は『モーセと一神教』とりわけその第三論文というフロイトの遺言を精神分析ないし精神病理学の領域内のものとは読まない。フロイトの遺言はたしかにこの書のなかにあるのだが、それは思想史ないし精神史的な遺言である。しかもその遺言は、ひとつの失敗の告白、少なくとも私には極めて重大な思想史上の失敗の告白と思われる。それは具体的には「伝承」に関する論と「超自我」をめぐる論に現れているが、私の任務は「闘争」の書と化した遺書の難点を批判することではない。『モーセと一神教』公表をフロイトの、さらにはユダヤ精神の「わが闘争」とみるならば、失敗の意味の重さが痛感されるだろう。ここで起こっているのは成功の反対の失敗などではなく、〈歴史不在の想起〉という悲劇そのものなのだ。

a 「伝承」論

モーセによって選ばれたユダヤの民が、その宗教の苛烈さのあまりにモーセを殺害し、数世紀にわたってモーセ教は地上から消滅した。ところが、完全に忘却されたはずのモーセ教がやがてユダヤ民族の思考、行動、慣習、感情、要するにこの民族の生活全体のかたちと動きかたを支配するに至った。この経緯がフロイトにとっては謎であった。この謎を解く鍵を彼は「伝承」のもつ特異な力において認めようとした。

すでに第二論文に以下のような「伝承」の力への言及がある。しかし、まだ立ち入った考察はなされていない。

「このようなとき、民族の中心部から、もはや途切れようもなく、不屈の男たちがつぎつぎと現れるようになった。この男たちは来歴においてモーセと直接には結びついていなかったが、しかし、暗闇のなかからゆっくりと育ってきた偉大にして強力な伝承にとらえられていた。この男たち、すなわち預言者たちは倦むことなく昔のモーセの教えを語り続けた。神は犠牲を拒絶する、儀式を拒絶する、信仰のみを求める、真理と正義（「マート」）に生きることを求める、と。預言者たちの努力は永続的な成果をおさめた。預言者たちが昔の信仰を復活させることによって現れた教えはユダヤ教の不変の内実となった。」（強調、渡辺）〔S・フロイト、前掲書、「もしもモーセがひとりのエジプト人であったとするならば……」、ちくま学芸文庫版、九一頁〕

もしも第三論文が公表されなかったなら、われわれは、このような文章を読みとばしていたことだろう。ユダヤ精神史の記述として奇異なものではない。しかし「暗闇のなかからゆっくりと育ってきた偉大にして強力な」という表現は、著者がすでに問題の所在と質を承知していたことを示している。

第三論文でフロイトは「伝承」問題に取り組むまえに、外傷神経症の経過を略述している。恐ろしい事故との遭遇・まったく無症状の時期（潜伏期）・重篤な症状の出現、という周知の経過。精神分析によってユダヤ教の持続の理由を解明せんとする意図は明白だが、彼は慎重である。

「しかしながら、われわれがいまここで直面しているのは、このような伝承が、時とともに力を失って行くのではなく、幾世紀もの時の流れのなかでだんだんと力強くなり、後年に修正を受けた公的報告のなかにまで侵入して、ついにはこの民族の思考と行為にまでも決定的な影響力を振るうほど強靭になってしまったという実に奇妙かつ注目すべき事実なのである。いかなる条件がこのような帰結を可能にしたのか、これはもちろん、いまのわれわれの知識の及ぶ問題ではない。

この事実はあまりにも奇妙である。それゆえ、われわれはこの事実を改めて眼前に据えて凝視しなければならぬと感じる。この事実のなかにこそ、われわれの問題が決定的な重みを持って含まれている。ユダヤ民族はモーセによってもたらされたアートン教を投げ棄て、近隣部族のバアルと大した違いもない別の神の信仰へと走った。この恥ずべき事態を覆い隠そうとする後年の秘められた意図に沿った努力はことごとく失敗した。ともかく、モーセの宗教は痕跡も残さず消滅したわけではなく、モーセの宗教にまつわる一種の記憶は生き続けた。これがおそらくは暗闇のなかに隠され歪曲された伝承なのだろう。そしてこの偉大な過去からの伝承こそが、言わば背後から作用し続け、しだいに魔神たちを超越する力を獲得し、そしてついにはヤハウェ神をモーセの神に変貌せしめ、幾世紀も前に与えられそれから棄てられてしまったモーセの宗教にふたたび生命を与えることを成し遂げた当の力に他ならない。ひとつの忘却された伝承がひとつの民族の心的生活にこれほどまでに強力な作用を及ぼすなどということは、われわれにとってまったく親しめない考えである。われわれは、ここで、集団心理学の領域にいるわけであるが、この集団心理学のなかでは、落ちついた気持になれない。」（強調、渡辺）〔S・フロイト、前掲書、ちくま学芸文庫版、一二〇～一二一頁〕

フロイトはまだ迷いつつある。個人心理学と集団心理学に共通する心的外傷性のメカニズム、抑圧されたものの回帰を論じてよいか否か、迷っている。生物学的に見るならば、後天的に獲得された性質の遺伝を断固として肯定してよいか否か、迷っている。彼の記述が迷いつつも民族単位における「抑圧されたものの回帰」へ、獲得性質の遺伝へと向かってゆくことは読み進むうちに明らかになるが、この意見はわれわれには、少なくとも私には納得しにくい。フロイトの論の強引さは、彼が、モーセの掟ではなく、ユダヤの民によるモーセ殺害に固執するゆえである。ユダヤ教の発生をモーセ殺害という心的外傷に基づく民族的神経症の発症と見なそうとするゆえである。

フロイトはせっかく「伝承」の力という中枢問題を見出したのに、ついで彼の思索は「精神」の「疾患」化への道を選択してしまう。「伝承」とは「生」の表出の歴史的連関(ディルタイ)にほかなるまい。昔の人びとの言葉や身振りを〈いま・ここ〉において「追憶」(ヤーコプ・ブルクハルト)するにあたって「追憶」そのものを可能にする何ものかであろう。「死者たちの助け」(オルテガ)だとも言えよう。要するに「伝承」とは特殊人間的かつ特殊民族的な〈生命体の群れ〉に固有のかたちと動きかたを与える〈力としての歴史〉、「現」の直下のアクチュアルな〝記憶〟の力、あるいは、言辞組織の潜在的持続力なのである。

それゆえ、フロイトは、『トーテムとタブー』においてなしえなかったこと、すなわち〈生命体の群れ〉の特殊人間的なかたちと動きかたを差異化、間接化、限定、造形、構成し続ける力としての〈歴史〉の発見を「伝承」の力の発見として果たしたのであるが、これをエス論のみで処理せんとして窮地に陥った、と言ってよかろう。ユダヤ民族においてのみならず、人間が人間である限り、「伝承」とは〈歴史〉の実体にほかならない。「伝承」の力とはその都度の〈生命体の群れ〉の〈いま・ここ〉を意味づける潜在的でアクチュアルな言辞組織の力そのものなのだ。しかも「伝承」の内容は無限である。たとえば、モーセ殺害という特定内容だけが民族「精神」を造形する力であるわけではない。「伝承」そのものが人間を〈歴史〉的存在にする力、個性的に間接化する〈力〉をもっている。「伝承」論におけるフロイトの失敗は、これを〈生命〉論だけで、エスの力学だけで、理解しようとしたことに由来する。〈生命体の群れ〉の活動が〈歴史〉を生んでおのれを人間的〈生命〉に自己限定するのか、〈力としての歴史〉が〈生命体の群れ〉さらには〈自然生命直接的事態〉を間接化して、これに特殊人間的な質を与えるのか、この問いには微妙なからくりが隠されているので、ここでは立ち入った論を展開しないでおく。後述する。

ここでは、ただ一点、仮に、人間的〈生命〉活動が各自的〈歴史〉を生んでゆくと考えてみよう。各自的〈生命〉活動が「後向きの連続性」(アンネ、ブランケンブルク)を産出しながら、「抑圧されたもの」を沈殿させながら、おのれの活動を選択、決定してゆくと考えてみよう。すると奇妙なことが起こってくる。いったん生み出された〈力としての歴史〉は〈生命体〉に服従しないのである。〈歴史〉的存在となったものの力は逆に〈生命体〉の活動様式を限定し拘束し、構成する力になってしまう。それゆえ〈生命体〉は、おのれを拘束する力を生み続けることになる。フロイトは、〈生命体の群れ〉の子でありながら〈生命体の群れ〉の無制限の暴走を拘束する強靭な〈力〉をモーセ「伝承」において発見してしまった。この「伝承」は神経症者の個人史における隠蔽されたリアルな「記憶痕跡」ではない。それは、民族の精神史あるいは巨大な潜在的力を有する宗教史を全的に支配し、「生の表出」（ディルタイ）を方向づけるアクチュアルな〈力〉そのものなのだ。

そうであるならば、「疾患」とは〈生命体〉活動の固有の一様相であり、「精神」の力とは〈力としての歴史〉と同義であると言ってもよかろう。フロイトの失敗は、ユダヤ「精神」史を「疾患」化せんとした点に存する。この失敗が〈歴史〉という独立した〈力〉を〈生命体〉あるいはエスのなかに封印せんとする無謀な試みに淵源するのも明らかだろう。フロイト自身、事の無謀を承知していた。「われわれの要請は大胆ではあるが、これは避けられない大胆さなのだ」と書いている。

ただし、「伝承」論において、フロイトは決定的に重要な発言もしている。それは〈歴史〉の本質に、すなわち、〈力としての歴史〉によって造形された人間の本質にかかわる断案である。つまり「伝承」において、〈歴史〉において、あるいは言辞の潜在的持続において、〈いま・ここ〉の意味と根源を〈想起〉する真の主体は、人間ではなく、「伝承」という直下の〝記憶〟こそが人間に来歴を〈想起〉させる、という指摘が極めて重要なのだ。「預言者」が「伝承」を〈想起〉するのではない。「預言者」は「伝承」の力に捉えられて語る、語らせられる。ユダヤ民族が「伝承」を能動的に思い出すのではない。「暗闇のなか」から現れてくる「伝承」という強大な力が、ユダヤ民族の思考や行為のかたちを決定してしまうのだ。〈われわれが過去を思い出す〉とか〈わたしが想起する〉などの日常語は誤謬に過ぎない。「伝承」の主体はあくまでも「伝承」である。これは本稿における〈力としての歴史〉、〈いま・ここ〉の直下の〝記憶〟、あるいは〈想起〉という表現を理解するにあたって決定的なフロイトからの助言である。

だからと言ってフロイトの歴史感覚の鋭敏さを称えるわけにもゆかない。つまり、「伝承」の主体性、それに支配され服従し造形されたり変形されたりする民族ないし個人、という力関係は、じつは、「エス」の主体性と「自我」の「エス」への従属性・隷属性というエス論から無理なく出てくる帰結なのである。

「伝承」論は失敗した。しかし、一精神分析家の失敗は〈生命と歴史〉をめぐる途方もなく厄介な問題において起こったものであって、これを批判するのはわれわれの傲慢だろう。真の学者は不毛な失敗などしない。「一神教」の成立という巨大な謎を問い続けるなかで、「精神〈歴史〉的存在としてのユダヤの民」の「疾患〈生命体活動〉の偏り」化を試みた精神病理学者フロイトは、思想家フロイトの厳しい反撃を受けることになる。この反撃もまた「伝承」の主体性、〈生命体の群れ〉の活動様式をも規制してくる〈力としての歴史〉の独立性、という観点からなされている事実は興味深い。『モーセと一神教』を書きながら、フロイトは、精神分析的〈生命〉論者から真の歴史家へ、刻一刻と変身し続けているではないか、との印象を私は打ち消すことができない。

b　「超自我」論

「伝承」の主体性、個的〈生命体〉の従属性という思想は、その発想がエスの主体性と自我の従属性という見解に由来するものだとしても、われわれには強い印象を与えずにはおかない。主体的な力の場がエスから「伝承」に転じたことは精神分析家にとっては失敗だったかもしれないが、真の歴史家の眼で見るならば、多少の混乱はあるにもせよ、失敗ではないのかもしれない。もちろん、〈力としての歴史〉に〈いま・ここ〉の〈生命体の群れ〉の活動様式をじかに限定する権能を感知するような歴史家はあまり多くないだろうけれども。

「伝承」論の失敗、「超自我」論の失敗、このふたつの失敗は偶然に生じたのではない。「伝承」すなわち特殊人格的、言語的、〈歴史〉的テーマと「超自我」をめぐる思索はフロイトのなかでいつも連動していた。彼にとって「超自我」という概念は最も難しい問題であり続けた。それを知るには以下の文章を読むとよい。

「欲動断念による満足に関する以上のような解明はわれわれが研究しようとしている出来事の理解のために、すなわち、精神性における進歩に際しての自己意識の高揚を理解するために、どのような役に立つというのであろうか？　一見したところほとんど役に立たないと思われる。事情はまったく異なっているのだ。肝腎なのは決して欲動断念なのではない。欲動断念という犠牲が供えられる第二人格あるいは第二審級など存在していないのである。このように言明されると、これを聴く人はすぐ動揺してしまうであろう。偉大なる男はまさしく権威そのものであり、この権威に奉仕するために人びとは仕事を成就するのであり、この偉大なる男は父親と類似しているがゆえに影響力を発揮するわけであるから、集団心理学のなかでこの偉大なる男に超自我の役割が与えられても奇異ではない、とは言える。そうであれば、これと同じことがモーセという男とユダヤ民族との関係についても当てはまるだろう。しかしながら、これ以外の点においては、正当な類似は生じようがないのである。精神性における進歩の本質は、直接的な感官知覚に反対して、いわゆる高度の知的過程、すなわち記憶、熟慮、推論過程に重きを置く態度決定に存する。たとえば、父親であることは母親であることのように感覚の証言によっては明示されないにもかかわらず、父親であることが母親であることよりも重要だと決められている事実。だからこそ子供は父親の名前を名のり、父親の後を継ぐことになっている。別の例をあげるなら、われわれの神は、暴風と魂と同じように目に見えないにもかかわらず、最も偉大で最も力強い神なのである。性的あるいは攻撃的な欲動要求が否定される場合、事情はまったく異なっていると思われる。また、精神性の多くの進歩に際しても、たとえば父権の勝利に際しても、より高きものと見なされて然るべきものにとっての尺度を与えてくれる権威は、やはり明瞭には示されていない。この場合、父親は、尺度を与える権威ではありえない。なぜなら、父親は、精神性の進歩によってはじめて権威へと高められるのだから。それゆえ、人類が発達するなかで感覚性が徐々に精神性によって圧倒されて行く現象、人間がこのような進歩のたびに誇りを感じ高められたと感じる現象が確かに目の前に存在するだけになる。けれども、なぜそうであるのか、誰にも分からないのだ」。（強調、渡辺）〔S・フロイト、前掲書、「第三論文」、ちくま学芸文庫版、一九六～一九七頁〕

精神分析は長い間「意識・無意識・前意識」という質的な区別で人間の心を論じてきた。この言わば素朴な装置が大きな展開を示したのは『自我とエス』（一九二三年）においてエス・自我・超自我」という局所論的かつ発生論的構造化がなされてからである。エスは根源的な欲動のうごめく場、非人格的、無意識的な力の場、発生論的には最も古く、かつ〈自然生命直接的事態〉の必然を具現するものである。自我はエスの巨大な力に対し受動的で、エスに生かされているに過ぎない。本稿の文脈にては、エスには人間存在に固有の〈自然生命直接的祝祭性〉と同様の特性が宿っている。

しかし「超自我」に関してフロイトは迷い続けている。一九二三年には「その形成の歴史によって、個人のなかの系統発生的獲得物、太古の遺産と極めて豊かに結合している」と論じられている以上、著者がエスとは別の何かしら〈歴史〉的な、何かしら〈記憶〉的な力を「超自我」に託そうとしていたのは確かだろう。それゆえ「超自我」はエスとは違って、時間性を帯びており、「しかし、自我の場合と似た方法で、超自我の位置を定めたり、あるいは、われわれが自我とエスとの関係を模写しようとした絵図の一つに、超自我をあてはめたりすることは、無駄な努力であろう」との断案が下された。*

＊ S・フロイト、井村恒郎訳「自我とエス」、『自我論』、日本教文社、一九七〇年、二七四頁、訳文は一部変更した。また、前掲拙論「歴史に向かい合うフロイト」(『モーセと一神教』ちくま学芸文庫版、二四三頁以下)参照。

私は『自我とエス』の頃の「超自我」論が、最も妥当なものだったと思う。エス論者には困ったことだったろうが、無理がなく、論理的にあらたな展開に至る可能性をもっていたと思う。

ところが一九三三年になると「超自我」はエスのなかに引き込まれ「エディプス・コンプレクスの相続人」となってしまう。当初、言わばおおらかな〈歴史〉性を造形・構成する目に見えない〈力〉そのものであった「超自我」は、いつの間にか、自我を監視し、自我に行動の規範を突きつけ、これに従わない「自我」を罰する倫理的審級に変化してしまう。この一連の操作はフロイトにとって重要な「太古の遺産」が要するに「原父殺害」という「心的外傷」のみであったことを如実に物語っているだろう。こうして「超自我」という〈力としての歴史〉は寸断され、小市民的な家庭内部の光景にまで矮小化され空間化されて、理論的には、心的装置内の一領域に閉じ込められてしまう。

しかし『モーセと一神教』の第三論文において、われわれは「超自我」概念をめぐって断固たる転身を遂げようとするフロイトに出遭う。彼は、殺害されたモーセをユダヤ民族の「超自我」と見なすことを拒否する。いかにモーセが偉大な人物であっても、死せるモーセの力がいかに強大であっても、さらに、モーセの言辞がいかに強靭であっても、ユダヤ民族全体があらかじめ「精神性における進歩」を果たしていないなら、一神教という高度の精神性を帯びた宗教の成立はありえなかったと思い至ったからである。太古の原人の群れにおいて起こったと想定される原父殺害、それに基づいて成立したトーテミズムにこもる強烈な感覚性と、一神教の絶対的とも言うべき精神性とのコントラストはあまりにも明瞭だったからである。それゆえ、ユダヤの民における「精神性における進歩」は不可欠の前提でなければならない。「精神性における進歩」が「超自我」を可能にするのであって、「超自我」という理論的審級が「精神性における進歩」という歴史的事実を可能にするのではない。この「精神性における進歩」の先行性について、フロイトは「ユダヤ的本質の精神性における特異な発展は、神を目に見える造形物として崇拝することを禁じたモーセの掟によって開始された」（強調、渡辺）と言う（S・フロイト、渡辺哲夫訳『モーセと一神教』、ちくま学芸文庫版、一九三頁）。要するにモーセの掟が、またしても迫害されているユダヤの民の悲惨な〈いま・ここ〉の根源なのだと認めざるをえなくなる。すなわち、野蛮で感覚的な多神教徒による、絶対に精神的な一神教への復讐がまたしても反復されつつあるのだと考えざるをえなくなる。

「伝承」の持続的な力そのものを時代年表に書き込むのは「無駄な努力」だろう。これは「超自我」という力を心的装置の内部に描き込むのが「無駄な努力」であるのとまったく同じ理由による。一九二三年頃のフロイトの判断はやはり正しかった。「伝承」も「超自我」も確かにエスの活動から生じると言ってよいのだが、事態が特殊人間的である限り、いったん誕生してしまうと、この力は、エスの外部からエスを拘束・造形・構成してくる独立した力、〈力としての歴史〉となってしまう。このような〈力〉そのものは、質的特性からしても、局所論ないし場所論的な特性からしても、心的装置のなかには決して描き込めない。ここには、誤って生物学的にリアルに感知されがちな〈エス・自然生命直接的事態〉というアクチュアリティと〈力としての歴史〉というアクチュアリティをめぐるたいへん微妙な問題が潜んでいる（第七章・c、さらには終章を参照のこと）。「超自我」の背後にエスはない。「超自我」の背後にあるのはユダヤの民に固有の「精神性における進歩」であり、さらにその背後には「偉大にして強力な伝承」がある。この「伝承」の〈力〉をさらに決定づけているのが、神の姿を感覚的に造形することを禁止するモーセの〈掟〉なのである。結論的に言うならば「超自我」の本性は「伝承」である。〈力としての歴史〉である。

精神分析は、エス論に至って、徹底した〈生命〉論となった。だが、モーセという途方もなく巨大な力に捉えられたとき、この〈生命〉論は、「伝承」論において、そして「超自我」論において、破綻した。破綻はしたが、しかし、この破綻ゆえにこそ、フロイトは〈生命〉と異質な力、その都度の〈自然生命直接的事態〉のかたちを間接化する力、すなわち〈力としての歴史〉を、意図せずして、明瞭に開示してしまったのだ。

そうであるならば、最晩年にフロイトにおいて起こった事態が見えてくるだろう。すでに述べたように、エス論は〈歴史不在〉の学、ディオニュソス的な〈自然生命直接的祝祭性〉に肉薄した学であった。だが、モーセの民がまたしても迫害され大量に殺戮されてゆく恐ろしい予感のなかで、彼は〈歴史不在〉の学にとどまることができなかった。〈なぜ、われわれはこのように迫害され続けるのか？　ユダヤの民とは、ユダヤ教とは、いったい何であるのか？　そもそもモーセという男はわれわれに何をしたのか？〉、怒りと誇りがフロイトのなかで渦を巻いて、このような問いとなった。この問いは、モーセの民の〈いま・ここ〉の意味、〈いま・ここ〉の直下の〝記憶〟、根源を〈想起〉せんとする決断となった。厳密に言えば、モーセが、ユダヤ精神史が、〈力としての歴史〉が、フロイトを捉え、〈想起〉へと否応なく、力ずくで強制した。

創始者の取巻きたちが精神分析を〈歴史不在〉の学のままにとどめようとしたことは確かだろう。モーセの掟の力よりも〈生命〉論の論理的整合性維持を重視し心をくだいた人たちがいたとしても責められまい。しかし創始者だけは別だった。彼はあまりにも誇り高い男だった。闘争的な男だった。ナチズムの狂乱、「ほとんど歴史以前とも言える野蛮への後戻り」を目の当たりにして、この男は孤独な闘争を開始した。

ところがここに少々厄介な事情があった。ナチス第三帝国の特徴は、その暴力性、筋力漲る肉体の讃美、徹底して感覚に訴え続ける巧妙なプロパガンダなど、一貫して〈生命的な祝祭性〉にあった。〈自然生命直接的祝祭性〉とは似て非なる〈個的生命体の群れの興奮性〉にあった。この狂的な国家は〈歴史不在〉の国家であった。少なくとも粗末に捏造された、〈かのような・歴史〉で造形された帝国であった。

他方、『モーセと一神教』に至るまえの精神分析も、エス論として、感覚性の学として、徹底した〈生命〉論的学問として、やはり〈歴史不在〉の刻印を押されていた。すなわち〈歴史不在〉を「病む」ことにおいて、ヒトラーの帝国とフロイトのエス論は等しい次元にあった。換言するならばヒトラーとエス論者フロイトは、政治家として、そして、思想家として、それぞれに〈歴史不在〉を意図せずして共有していたのである。

それゆえ、モーセの掟、偉大なる「伝承」の潜在的持続とユダヤ民族における特異な「精神性における進歩」、要するにユダヤの民を造形し続け、ユダヤの民の〈いま・ここ〉の悲惨な運命を決定づけている〈力としての歴史〉、この力に所有されていることを〈想起〉することこそがフロイトの闘争の武器とならなければならなかった。ヒトラーに対するフロイトの闘争は徹底的に「精神」的、〈歴史〉的な〈力〉によってなされるべきであった。ところが、闘争を開始したフロイトはなおも〈歴史不在〉のエス論から完全に離脱できない。ここに矛盾が生じてくる。フロイトは〈不在の想起〉を強いられることになった。〈歴史不在〉の学がほかならぬ〈力としての歴史〉に捉えられ、物語らざるをえなくなった結果が『モーセと一神教』なのである。エス論からの離脱はフロイトほど強靭な知性にとっても至難の業であったろう。「伝承」という〈力としての歴史〉の正体を発見しながら、それをエス論で理解しなければならない。「超自我」が心的装置の〈外の力〉であるのを感知しながらも、これをエスと結合させなければならない。このような無理からエス論にほころびが生じ、反面、語り出されるべき〈力としての歴史〉も不徹底に終わった。フロイトの遺言が失敗の告白だったというのは、このような意味においてである。

ヒトラーとフロイトが直接に対決した事実などない。互いに相手を敵と見なしたのは間違いあるまいが、事実的な二人の闘争などなかった。それにもかかわらず、思想史的にみて、ここには〈生命〉と〈歴史〉との、〈個的生命体の群れ〉の興奮狂乱状態として現象してきた〈自然生命直接的事態〉と〈力としての歴史〉との、直接的感覚性と間接的精神性との、苛烈な闘争がはっきりと露出しているのである。

最晩年のフロイトを捉えてはなさなかったのは、まさしく〈歴史不在の想起〉という苦行であった。このユダヤの英雄は〈歴史不在〉の学の創始も〈歴史不在の想起〉というほとんど不可能な難行もひとりで行って死んでいった。死の床においてフロイトがヒトラーの破滅を信じていたとの証言はある。* しかし、フロイトがモーセの力、〈力としての歴史〉に全的に捉えられていたか、合理的エス論者にふさわしい冷静さを取り戻していたか、〈不在〉の想起というパラドクスのなかで絶望的な空虚感を抱いていたか、これは永遠に謎のままにとどまる。

* 「彼は新聞を読んで、世界の出来事に最後までついていった。第二次世界大戦が近づいた時、彼は、それがヒットラーの最後となることを確信していた。大戦が勃発した日、フロイトが庭の寝椅子にねていると――あとでまちがいとわかったのだが――空襲警報が鳴った。彼は驚きもしなかった」(アーネスト・ジョーンズ、前掲書、五二二頁以下参照、強調、渡辺)。

だが、二〇世紀、人間が「病んで」ゆくプロセスが〈歴史不在〉化と表現されるならば、エス論すなわち精神分析は「病んで」ゆくプロセスのたいへん特異な産物であり、『モーセと一神教』はひとりの老ユダヤ人の比類なき恢復の試みであったとも言えよう。

第六章　ナチズム――〈歴史不在の想起〉としての――

一九三三年五月、ベルリンをはじめとしてドイツ全大学でナチによって組織化された熱狂的な焚書騒ぎが始まったとき、ウィーンのフロイトは「何という進歩でしょう。中世ならば、彼らは私を焼いたでしょう。こんにちでは彼らは私の書物を焼いて満足していますす」と微笑しつつ語ったという〔アーネスト・ジョーンズ、前掲書、四九一頁〕。彼がまだ事態を楽観していたことは他の証言や書簡からもほぼ確かめられるが、しかし、何とも不気味な言い回しである。そして「歴史以前とも言える野蛮への後戻り」のスピードはフロイトの予想をはるかに凌いでいた。

ひとりのユダヤ人の証言。

「まことにアウシュヴィッツは、たんに二千年に及ぶキリスト教文明の失敗ばかりか、歴史に〈意味〉——大文字を冠した——を見出そうとねがう知能の敗北をも意味する。……アウシュヴィッツが具現した歴史にはなんら意味がない。刑吏はむだに殺し、犠牲者はむだに死んだのである。いかなる神も、ある者には火刑台を築けと、また他の者にはそこに登れと命じはしなかった。中世にあっては、ユダヤ人は死を選んだとき、みずからの犠牲によって〈御名〉の栄光をたたえ、その神聖さをあがめているのだと確信していた。アウシュヴィッツにおいては、犠牲に、目的が、信仰が、神々しい息吹が、欠けていたのである。ひとりの存在の苦悩ならば意味があるとしても、六百万の苦悩には意味がない。……ピョートル・ラヴィッチによれば、それは神が発狂したことを証拠立てているのである。……アウシュヴィッツでは、たんに人間ばかりか、人間の観念もまた死んだのである。世界がアウシュヴィッツで燃やしていたのはそれ自身の心だった。」（一九六六年、強調、渡辺）〔エリ・ヴィーゼル、村上光彦訳「死者たちのための弁護」、『死者の歌』、晶文社、一九七〇年、二五七頁〕

ナチズムを批判することにも、ユダヤ人に同情することにも最奥の意味はない。いかなる感傷もここでは許されない。「神の発狂」、「人間の観念の死」という言葉がかろうじて指し示している次元、方向から決して目をそらさないこと、ここにのみわれわれの責務がある。つまり、二〇世紀において人間が「病む」とはどういうことなのか、どのように、われわれは「病んで」きているのか、という問いの次元を維持すること。大量殺戮が悪魔的激情にとらわれた凶暴な人間たちによって、言わば犯罪行為そのものとして、あるいは戦争行為としてなされたのなら、われわれにも少しの救いはあったかもしれない。しかしこの大量殺戮は、〈個的生命体の群れ〉の熱狂性の裏側で、良き家庭人、凡庸なる役人たちの日常業務として、行政的に、秘かに秩序正しくなされた。この点が恐ろしい。いったい何が起こったのか？　なぜ起こったのか？　誰も十分には理解できないままに二〇世紀が終わってしまった。われわれがいつナチになっても、いつユダヤ人になっても、もはや不思議ではない、そういう「病み」かたが今なお進行中であることが恐ろしい。われわれは、われわれの「病み」かたをもう一度、またもう一度と凝視すべきだろう。『モーセと一神教』という「わが闘争」の書にまた戻ろう。何度でも戻るべき里程標となる書はあるものだ。

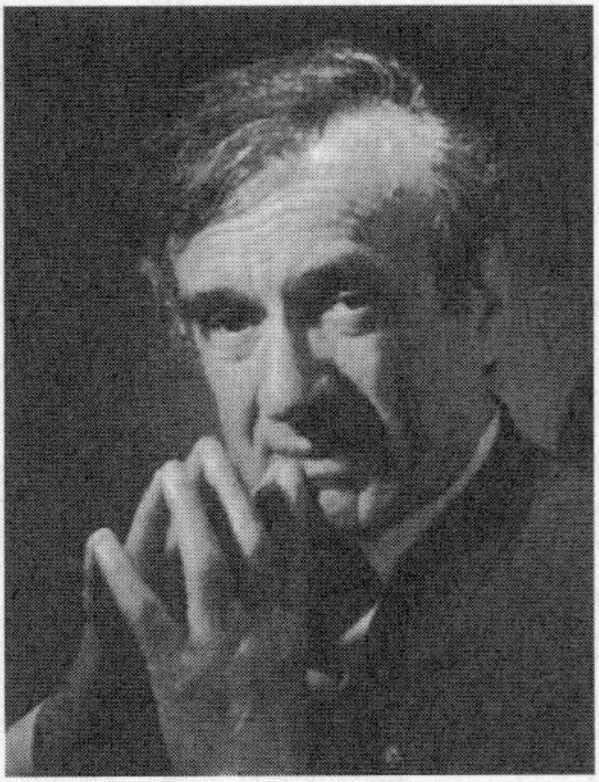
エリ・ヴィーゼル

「ユダヤ人憎悪のより深い動機は遠い昔の過ぎ去った時代に根を下ろしており、これは諸民族の無意識から発して現在の現実に作用を及ぼしているのであるが、この動機なるものがしっかりとした根拠を持たないのを私は十分に承知している。私は敢えて言明するが、おのれの父なる神の長子にして優先的に寵愛を受ける子であると自称する民族に対する嫉妬がこんにちなお他の民族のあいだでは克服されていない。それゆえ、まるで他の民族はユダヤ人の自負の正しさを信じてしまっているかのようなのだ。さらに言えば、ユダヤ人を他から区別している諸慣習のなかで、割礼という慣習は不愉快で不気味な印象を与えてきたが、この印象が、去勢される恐怖を連想させるゆえに生じるのは明らかであり、また、この印象が太古の時代のすっかり忘却された断片を揺り動かす。そして最後になるが、これら一連の深い動機のなかの最新のものとして、こんにち極めて露骨にユダヤ人憎悪を示しているすべての民族が歴史時代もかなり経過してからはじめてキリスト教徒になった事実、しかも多くの場合、流血の惨を見る強制によってキリスト教徒にさせられた事実が忘れられてはなるまい。これらの民族はみな「粗末に改宗させられた」のであり、キリスト教という薄いうわべの飾りの下で、彼らは野蛮な多神教に忠誠を誓っていた彼らの先祖と何ら変わらないままであった、と言ってよかろう。彼らはこの新しい、彼らに押しつけられた宗教に対する恨みの念を克服できずに、この恨みの念を、キリスト教の源泉へと置き換えたのである。四つの福音書が、ユダヤ人のあいだの、そして元来はユダヤ人だけを描いている歴史を物語っている事実もこのような置き換えが起こるのを容易にした。彼らのユダヤ人憎悪は根本においてキリスト教憎悪なのであり、二つの一神教のこの緊密な関係が、ドイツにおけるナチズムの革命のなかで、双方に対する敵愾心に満ちた取り扱いというかたちで大変明瞭に現れている実情は驚くにあたらない」。（強調、渡辺）〔S・フロイト、渡辺哲夫訳『モーセと一神教』、「第三論文」、ちくま学芸文庫版、一五五頁以下参照〕

「神の発狂」にまで至る条件の要点をフロイトはほぼ完全に押さえていたと言ってよい。彼はここに挙げられた諸理由のほかにもユダヤ人憎悪の「動機」に触れているが、やはり注目すべきは、キリスト教徒の残酷な強制によって「粗末に改宗させられた」うわべだけのキリスト教徒が、それぞれの民族に固有古来の「伝承」の力によって「野蛮な多神教に忠誠を誓っていた彼らの先祖と何ら変わらないままであった」ことだろう。この「野蛮な多神教」の徒がゲルマン民族にほかならないのは明らかである。ナチズムは、フロイトには、ゲルマン固有の神々の、キリストに対する、そしてモーセに対する反逆の運動と見えた。ユダヤ人迫害を「野蛮な多神教」の徒による復讐であると見たならば、ユダヤのひとりの英雄的学者が『モーセと一神教』公表を決意しその比類なき精神性の高みを突きつける行為は、まさしくフロイトの「わが闘争」の意味深さをわれわれに告げてくる。

a　ヴォータン

フロイトは、はっきりと指摘したが、しかし、「野蛮な多神教」の主神、その信徒たちの本性を具体的に暴露する思索には歩みを進めなかった。「ドイツにおけるナチズムの革命」の背後にたしかに潜んでいるともくされた「野蛮な多神教」徒のそのまた背後にうごめく野蛮な力の正体を直覚した、あるいは直覚したと確信したのは、カール・グスタフ・ユング（一八七五〜一九六一）である。

ここでわが国ではあまり知られていないと思われるカール・グスタフ・ユング Carl Gustav Jung とナチの関係について要点を史実にそって少しだけ述べておく。こういう史実は意想外に学者の学問の特質について示唆することを含みもっているのである。C・G・ユングはスイスの精神医学者、広義の精神分析家である。多少の参考になると思うので記しておくが柳田國男と同じ年に生まれている。一九〇七年、三二歳時に若いルートヴィヒ・ビンスワンガー（二六歳）を伴ってウィーンのフロイト（五一歳）を訪問している。非ユダヤ人の盟友として、精神分析学の「皇太子」のごとく、フロイトに高く評価される。しかし、フロイトのリビドー理論とエディプス・コンプレクス論という中枢を認めなかったこともあって、一九一三年、フロイトと訣別することになった。フロイトと異なり、精神分裂病に関する研究が多い。

「国際情勢の悪化に伴い、これまで世界政治にあまり関心を持たなかったユングも、次第に憂慮を示すようになった。各種の雑誌に掲載したインタヴューから、ユングが国家の元首とくに独裁者の心理の分析を試みたことが読みとれる。一九三八年九月二十八日、折しもムッソリーニの歴史的なヒトラー訪問の時、ユングはベルリーンにあり、パレードする二人を四十五分も近くから観察できた。この時以来、集団精神病と人類の生存の脅威となる危険の問題がユングの関心の焦点に置かれた」。「しかし、ユングの生誕八十年記念は、ナチスの協力者であるとの烙印を押そうとするキャンペーンが再燃した年でもあった。ユングはユダヤ人排斥主義感情を慎重に隠していてヒトラーが政権をにぎると確信した時点でそれを表に出したと言われた。一九一三年にフロイトを裏切り、一九三三年には精神分析を粉砕しようとしたとも言われた」。

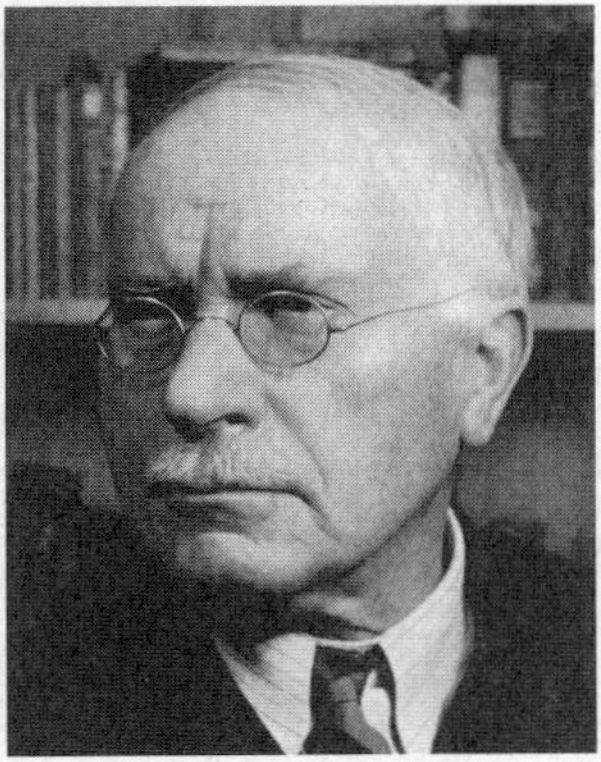
カール・グスタフ・ユング

ここに抜粋引用したエレンベルガーの文章は冷静慎重であるが〔アンリ・エレンベルガー、

木村敏・中井久夫監訳『無意識の発見』下、弘文堂、一九八〇年、三〇九頁以下参照)、これにユングがあるユダヤ人に対して「私は足を滑らせてしまいました」と謝罪発言した事実を加えると、ユングにヒトラー親和的な心情が多少なりともあったと考えるべきであろう。*

私はムッソリーニとヒトラーの「パレード」の映像をいろいろ見たが、それは大群衆の狂的とも言うべき騒乱状態を活写しており、「四十五分も近くから」との証言が正しいなら、当時六三歳になっていたユングは時速一〇キロメートル強のスピードでゆっくりと進む二人の独裁者のオープンカーを多少とも興奮して追い駆けまわしていたとしか考えられないのである。

*「ある種の創造的な個人は別として、平均的なユダヤ人は、まだ生まれていない将来の緊張を孕むにしては、すでに余りに意識化と分化が進みすぎている。アーリア的無意識はユダヤ的無意識より高次の潜在力を持っている。これは、野蛮さからまだ完全には疎外されていない若者らしさの利点であり、かつ欠点である」との発言、「ゲルマン的人間の貴重な秘密、ゲルマン的人間の創造的で予感に満ちた魂の基底」、さらには「全世界が驚きの眼で見ている国家社会主義の力強い現れ」などの表現もユングの親ナチ性を明瞭に示しているだろう。(これらのユングの発言ないし文章を私は以前たしかに読んでメモしておいたのだが、大量の蔵書を処分してしまった今、どうしてもその文献を捜し出せず再確認できない。私のメモには、この言葉が、一九三六年、ユング、六一歳のときのものであり、ナチのゲーリング元帥の従兄弟にあ

たるゲーリング博士を『精神療法中央雑誌』の共同編集者として招き入れた直後のものであることも記されている。詳細をご承知の方にご教示願いたいと思っている)。

フロイトのモーセ論のうち第一、第二論文が発表されたのは一九三七年であるから、一九三六年三月に発表されたユングの問題の論文『ヴォータン』はずいぶん早く現れていることが分かる。ヒトラー政権誕生後、約三年しか経ていない。

ユングは、ナチズムを、ゲルマン民族の多神教の主神ヴォータンの復活と見た。彼にとってヴォータンはゲルマン的集合無意識にかたちを与える元型のひとつであった。

「この無意識の森のなかに立ち騒ぐものを感じとったのは、あの夏至祭を祝したドイツ青年団ばかりではない。ニーチェ、シューラー、シュテファン・ゲオルゲ、それにルートヴィヒ・クラーゲスも予感をもって受けとめていたのである。ライン地方およびマイン河南岸の文化は、その古典的なエングラムをそう簡単になくすわけはないから、(古典的な範例に従って)ともすれば擬古趣味の陶酔と過剰に帰りたがるのである。それがディオニュソスであり、永遠の少年であり宇宙創造のエロスなのだ。宇宙創造のエロスは疑いもなく、ヴォータンに毛の生えた程度に洗練された形姿だが、やはりヴォータンをもって本尊とするのが正しいだろう。ヴォータンは嵐と狂奔の神であり、情熱と闘争心を解き放つ者であり、さらに優れた魔術師、幻覚の使い手でもあって、あらゆるオカルト的な神秘をまつわらせている。」（強調、ユング、以下も同じ）〔C・G・ユング、松代洋一編訳「ヴォータン」、『現在と未来』、平凡社ライブラリー、一九九六年、一六～四〇頁〕

ユングは「元型とは、あたかも水の涸れた川床のようなもので、どれほど長い年月を経ても、時至れば水はおのずから戻ってきて奔流をなす」と説く。この「水」は言うまでもなくドイツ民族の群れという〈生命の奔流〉の意であって、ドイツ民族は元型ヴォータンにとり憑かれて動き出す。かつてこのヴォータン神を追放し彷徨する悪魔へとおとしめたのがキリスト教であるが、「さまよえるヴォータン」は「さまよえるユダヤ人」へと置き換えられた。置き換えを容易にしたのは双方に共通するキリスト拒否であるけれども、ヴォータンの覚醒はアンチ・キリストへと直結せず、反ユダヤ主義に向かう。「粗末に改宗させられた」にもせよ、フロイトも言うように、「野蛮な多神教」の徒もうわべはキリスト教徒であったから、「さまよえるもの」という特性をユダヤ人にのみ押しつけたことは、正確には投影である。

ユングの論には不思議な雰囲気が漂う。彼は反ユダヤ主義の不条理を非難する言葉をまったく吐かない。むしろ、無理を承知で、ゲルマンの「野蛮な多神教」をヨーロッパ精神の故郷とも言うべき古代ギリシャの神話世界に近づけようとすらする。

「ドイツは精神的な破局の国である。ある種の自然条件が、世界の支配者である理性と見かけの平和しか結ぼうとしないのだ。和を肯じないものは風である。無窮と始源のアジアに発して、トラキアからゲルマニア一帯に広がってヨーロッパに吹き込んでくる風である。外からは諸民族を枯葉のように掻きまわし、内からは世界を揺るがす思想を吹き込むこの風は、アポロン的秩序を打ち砕く自然神ディオニュソスにほかならない。嵐を巻き起こすものはヴォータンと呼ばれてきた。」〔C・G・ユング、前掲書、三〇頁〕

ナチズムをヴォータン元型の復活と見なす以上、ユングには、ナチズムがヨーロッパ的な自然神ディオニュソスに襲われた悲劇的な宿命と見えた。ナチズムは、たんなる野蛮への退行ではなく、ギリシャ悲劇のような悲劇であり、〈歴史不在〉に呪われた〈個的生命体の群れ〉という病〔「生の異常な混乱」〕でなく、〈自然生命直接的祝祭性〉という聖なる根拠の顕現なのである。しかし、ユングといえども、さすがにナチズムの「悲劇」に完全に陶酔するわけにはいかなかった。彼は結論的に次のように書く。

「そこで私は、ドイツ的信仰運動に、これ以上見せかけはやめるように忠告したい。信仰と信仰の見せかけにすぎない粗野なヴォータン教徒との違いは、分かる者には分かるのである。ドイツ的信仰運動の主たるメンバーのなかには、情理をわきまえていて、自分が単に信じているだけでなく、信じる神がドイツのヴォータンにほかならず、キリスト教の普遍的な神ではないことを知っている人もいるだろう。これは不名誉ではなく、悲劇的な体験というべきである。」(C・G・ユング、前掲書、三七頁)

b ユングの変節?

『ヴォータン』全篇が熟読されるべきであるが、この論がユングの親ナチぶりを示すものとして非難されたのは事実である。この小論以外にもユングの言動にはナチズムに近いと言わざるをえないものが多い。しかし、私は、事はそう単純ではないと考える。

まず注目すべきは『ヴォータン』を支配する精神性の高さである。これは戦後に書かれた『破局のあとで』(一九四五年六月)(C・G・ユング、前掲書所収、「破局のあとで」、四一～八四頁)と比較すれば明白である。『破局のあとで』のなかには「たった一人の誇大妄想的な精神病質者、自己保存の本能、ヒステリー性の人格分離、空想虚言、精神病質的劣等、妄想、全般的な精神障害」など陳腐な精神病理学用語が満ち満ちている。すなわち、ユングは、戦争が終わって、「精神」が「病み」あるいは「狂う」とはどういう事態なのか、という高次の問いの水準を放棄し、起こったことは「疾患」に罹患したひとりの独裁者に扇動された結果としてのドイツ民族の「疾患」なのだ、という低次元の答えへと落ちてしまっている。〈理性的、合理的、紳士的な、永世中立国の一精神科医〉という役割のなかに身を隠そうとしている。

二〇世紀的人間精神の相貌を決定づけてしまったと言ってよいナチズムという巨大な謎をまえにして、いわゆる精神病理を論じることなどできはしない。起こってしまった出来事はあまりにも複雑怪奇であり、いわゆる精神病理学はあまりに貧困無力であるからだ。事態は歴史的、政治的、軍事的、経済的、民族的、民俗的、宗教的、思想的、芸術的、哲学的、生命的、言語的、心理的といったありとあらゆる力の不可思議な力学で構成されている。学問の領域化が進歩と誤認されている現状では、この進歩こそがナチズム理解の不可能性を促進していると言ってもよい。領域化され細分化された諸学問に残された仕事は忘却だけだとすら言えよう。ひとつの学問がそれを論じたならそれは喜劇になってしまう、そういう謎をこの狂的な国家は内に秘めている。じっさい、ユングが演じてしまったのもこの種の喜劇に属する。彼の思想的な落下は、具体的には政治思想史家から精神病理学者への落下であったが、この転落は、二〇世紀における専門家を襲う必然でもあった。

ユングの演じた喜劇の一幕を示そう。『ヴォータン』においてユングは「ニーチェは、もとより特殊なケースである。彼はゲルマンの古俗には見向きもしなかった。彼はドイツでは教養俗物しか見出さなかった」と書いている。ところが『破局のあとで』では「ニーチェこそは骨の髄までのドイツ人である。その狂気という暗い象徴に至るまで。精神病理上の弱点から、ニーチェは「金髪の野獣」だの「君主的人間」だのという観念をもてあそんだ。こうした病理的な妄想に、かつてなかったほどの規模で成果を得さしめたのは、たしかにドイツ国民の持っている健全な素質ではない」〔C・G・ユング、前掲書、七五頁〕と書く。こういう低次元の変節を思想家としての落下、堕落と言わずして何というべきであろうか？

ユングには「精神の領域と疾病とは無関係である」とのヤスパースの警句がまったく理解できていない。ユングは、モーセ論を武器にして高次元において孤独な「わが闘争」をなしたひとつのユダヤ「精神」の悲劇的な身振りからあまりにも遠い。ナチであったと非難されながらも沈黙を続けた巨大な一存在史家の不気味な徹底性にも縁がない。『ヴォータン』から『破局のあとで』への変節は、じっさい、「精神」から「疾患」へ、という精神病理学が演じやすい喜劇の一例であり、この学問に閉じこもることの滑稽をはっきりと示しているだろう。

そうであるにしても、『ヴォータン』を支配していた高度の緊張感はやはり否定できない。ユングの「元型」に関する見解をひとつの仮説と見なすとしても、この小論が投げかけてくる問いの重みはなくならない。フロイトが「彼らは野蛮な多神教に忠誠を誓っていた彼らの先祖と何ら変わらないままであった」と書き、「ほとんど歴史以前とも言える野蛮への後戻り」と見なしたナチズムの背後にはっきりとヴォータンの力を見出したユングの眼力は否定できまい。元型論を承認できない者も、ゲルマン民族が、潜在的に持続する力としてのヴォータン「伝承」の上に立っていることは否定できないだろう。「神の発狂」、「人間という観念の死」というユダヤ人の実感も、その事態のあまりの深刻さゆえに、ヒトラーという一政治家の個性に帰することはできまい。いかに奇妙に感じられようと、いかに論難されようと、〈ヴォータンの民がモーセの民を絶滅せんとした〉と考えるほうが「神の発狂」というユダヤ人の痛切な実感に少しでも近づけるのではないかと私は思う。「神の発狂」はヴォータン復活とほとんど同義となろう。〈生命体の群れの奔流〉が〈力としての歴史〉を圧倒した、特殊人間的な〈生命〉の「枠組」(ブランケンブルク)を〈生命体の群れの奔流〉そのものが粉砕した、と言うべき一面がナチズムにはたしかに見出せる。

ユングは元型復活について「時至れば水はおのずから戻ってきて」と述べているが、どのような力がいかにしてこの「時」を構成するかは論じていない。ドイツの精神的破局の理由としても「ある種の自然条件」としか述べていない。このことと彼がディオニュソスに「自然神」の名を冠している事実とのあいだには深い関連があるだろう。最晩年のフロイトが「伝承」という言辞的かつ潜在的に持続する力、つまり「旧約」の力にひどくこだわって一九三〇年代のユダヤ民族の〈いま・ここ〉の無惨を考えたのとは異なって、ユングは、言辞以前、歴史以前の夢幻かつ無限の宇宙空間から発想しがちである。

フロイトはエス論者としては〈生命〉論に徹していたが、ひそかに鋭い歴史感覚を磨き続けていた。これは先に引用したルー・アンドレアス・ザロメへの手紙にもよく現れているし、ヤーコプ・ブルクハルトの大著『ギリシャ文化史』を没頭熟読し圧倒されるような感動を体験したエピソードなどからも理解できる。それゆえ『モーセと一神教』を書くのは、公表決断とは別次元のこととして、彼の宿命であったし、この遺書のなかで危機的な論理的混乱に陥ったとき、「生命と歴史に関して、ありとあらゆる原因が尋常でないほどに錯綜している場合、このような事態が生じることは承知されていて当然であった」（強調、渡辺）〔S・フロイト、渡辺哲夫訳『モーセと一神教』、ちくま学芸文庫版、二〇六頁〕と深刻かつ誠実な断案を下している。彼にはエスの力もモーセの力もともに真実であり、一方だけを選択することができなかった、それゆえに彼自身がふたつの力によって引き裂かれてしまった、という痛切な告白である。

ユングにおいては、しかし、おのれの鋭敏な歴史感覚ゆえに苦悩する姿を見出すことができない。彼にとって宇宙は神秘的な〈生命あるいは自然〉の舞台であって、言わば、〈生命〉の必然は許容されても特殊人間的な〈歴史〉の構成力の強度はほとんど論外であった。ユング自身が「自然神」ディオニュソスの徒、ヴォータンの徒の資質を多分に有していたと言っても過言ではない。それゆえ、ユングにとっては、「なぜ、いま、ここで」ナチズムが勃興したのか、との問いはほとんど無意味なのである。彼にとってすべての出来事は、根本において、言わば自然現象なのであるから。

だが、二〇世紀人間が、「疾患」としてではなく、「精神」として「病み」ゆくプロセスに問いを集中する私にとって〈生命体の群れの勢い〉の自然的、必然的帰結などという答えは意味をなさない。特殊人間的〈生命〉と相互に相互を構成し合うべき〈歴史〉（ユングはこれを「アポロン的秩序」と表現する）の力が、〈生命〉の野蛮な勢いを構成的に限定できず、拘束できず、間接態として造形できなくなり、北欧のディオニュソスたるヴォータンの力に粉砕されてしまった経緯を〈力としての歴史〉の強度の問題として考え抜かない限り、二〇世紀的に「病む」ことの極限のありさまを見せたナチズムの謎は解明されないままにとどまるだけでなく、忘却されてしまうだろう。いな、もう忘却されつつある。この問いが忘却されて、歴史年表のなかに据え置かれるだけになるなら、「神の発狂」は将来も際限なく反復されるだろう。私は、「病み」ゆく人間の理性など信じていない。もはや、われわれの「精神」性における進歩を信じていない。狂気を内包しつつ持続する特殊人間的な理性、掟に服する敬虔な生活を根底から構成してくれる〈力としての歴史〉を信じていない。それゆえに私は問い続けなければならぬと思うのである。

政治的、経済的、社会的要因がナチズムを勢いづけた事実は軽視できない。第一次世界大戦に敗北したこと、ロシアで共産主義革命が起こったこと、ヴェルサイユ条約の苛烈な締めつけが始まったこと、一九二九年に合衆国で起こり翌年には全世界の国家経済を破綻せしめた世界大恐慌が荒れ狂ったこと、ドイツにおいて六〇〇万人を超える失業者の群れが路頭にあふれたこと、ワイマール共和国における政治的混乱のなかでゲルマン固有の精神的伝統が危機に陥ったこと。さらに数え上げればきりがない。

とはいえ、このような目に見える危機的な状況証拠の寄せ集めだけからナチズムの勃興を説明することはできない。何か目に見えない途方もなく大きな力が背後から作用していたと見るのが妥当である経緯は、フロイトやユングの証言に則して、すでに論じてきた通りである。もちろん、論じ尽くしたわけではない。さらに問うべきはドイツ人の各自的な危機感の深さとこの民族に固有の歴史感覚の特質、民族存続の危機に直面した大衆としてのドイツ人たちの具体的な精神的構えである。ナチズムを歓迎するにせよ、危惧や反感の念を抱くにせよ、民族七〇〇〇万人にとってドイツの歴史的持続が終焉を迎える、ゲーテやモーツァルトの、さらに決定的なことだが、ゲルマンに現れたギリシャ精神、ヘルダーリンのドイツ精神が断ち切られるという不安はたしかに共有されていた。

この不安は、「現代の問題的なる事情はわれわれがわれわれの現在の最深の地盤において不安定を感じつつあるということである」（ヤスパース）との実感にも、「死者たちの助け」を失い「伝統的な精神は蒸発してしまい、もはや模範も規準もわれわれの役にはたたない」（オルテガ）という危機感にも緊密に結びついている。人間的〈生命〉の異常な増大に〈力としての歴史〉が置き去りにされてゆくときに生じる混乱、この、人類がはじめて経験する混乱の激しさは、一九一八年からの約一〇年間のドイツにおいて頂点に達したと言ってよい。国家と民族の規模の大きさ、偉大な伝統の相続人としての自負の高さからして、ドイツ民族を襲った不安の強度は他のヨーロッパ諸国とは比較にならないほどに突出していたと考えなければならない。この時期、ドイツは〈歴史不在〉化に抗する闘争の壮大な実験の場所となったと言ってもよかろう。

総統の叫び声はつねにこの「不安定」の叫びであった。極端に言えば、ドイツ民族に固有の「精神」の消滅の不安しかヒトラーという男は訴えていないのである。歴史的根拠を喪失して狂的にまで亢進してしまった民族的不安と一個の狂的な「精神」の叫びが激しく共振するのは必然であって、ヨーゼフ・ゲッベルスのような人物の特殊活動は別にするが、ここにはよく言われるデマゴーグなどいなかった。〈歴史不在〉という、人間にとって最も危険な「精神」の「病み」かたが露呈しただけである。

やや後年になるが、ひとりのナチの哲学者の発言は、ナチズム勃興の根底を指し示している。

「われわれは今日知っている、アメリカニズムのアングロサクソン世界が、ヨーロッパを、とはつまり故郷を、とはつまり西欧の始まりを破壊しようと決心していることを。この惑星的規模の闘いへのアメリカの参戦は、歴史への参入ではなく、そのことだけですでにアメリカの無歴史性と自己荒廃を示すきわめつきのアメリカ流行動なのである。というのも、こうした行動は、始原の拒否であり、無始原への決断だからである。西欧における始原のもつ隠された精神は、無始原の自己荒廃のこうしたプロセスに対してもはや軽蔑の視線さえも投げかけず、始原のもつ安らぎの中で落ちついて、その運命のときを待っている」(マルチン・ハイデガー、一九四二年、夏期講義、強調、渡辺)〔ヴィクトル・ファリアス、山本尤訳『ハイデガーとナチズム』、名古屋大学出版会、一九九〇年、三一八頁から引用〕。

国際政治力学的には無理な論である。ひとりのドイツ人の人間性欠如、狭量、思い上がりと読むことも間違いではない。だが、二〇世紀を代表するこの哲学者は、ナチズムの出現の必然性を真剣に、かつ深刻に見抜いている。アメリカの参戦を機にふと漏らされたこのナチの存在史家の言葉は、じつに明瞭に、ナチズムが〈歴史不在〉との闘争でもあったことを告げている。これはハイデガーの「わが闘争」の真実であろう。彼の哲学的思索は一貫して、かつ徹底して「存在忘却」との闘争であり、〈歴史不在〉との闘争であった。それゆえ、彼がナチス・ドイツの革命におのれの哲学的使命と極めてよく似た思想性を感知したのは間違いないと思われる。

ハイデガーにとって「西欧における始原のもつ隠された精神」は、もちろん、ヴォータンではない。古代ギリシャ精神である。このことは彼の戦時中における講義にしばしばへラクレイトス、ヘルダーリン、ニーチェが取り上げられていることからも理解される。とりわけヘルダーリンの詩についての講義は注目される。なぜならば、先にも少し触れたように、ナチスにとってもこの詩人はほとんど神格化されているからである。一例を挙げれば、一九四三年六月七日、この日はヘルダーリンの百年目の命日にあたるが、第三帝国全土で大キャンペーンが繰り広げられ、三〇〇以上の祝典が催された。ゲッベルスの後援でヘルダーリン協会が設立され、新たなヘルダーリン全集が刊行され、詩人の墓には無数の花束が捧げられ、そのなかにはヒトラーその人からの花束もあったのである。ナチのプロパガンダとハイデガー哲学を同視するのはもちろん間違いである。しかし、

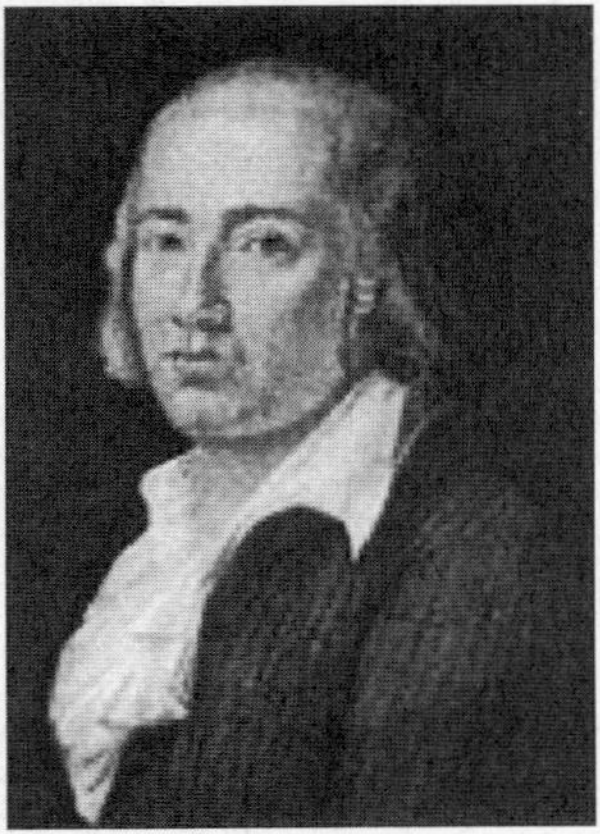

フリートリヒ・ヘルダーリン

それにもかかわらず見逃せないのは、ヒトラーの帝国において、ヘルダーリンがゲルマンにおけるギリシャ精神の象徴と、あるいはゲルマンに現れたギリシャ精神の化身と見なされていた事実である。

ナチス・ドイツの国民がいかに強くおのれの〈歴史不在〉化に危機感を抱き、いかに熱烈にギリシャ精神とゲルマン精神の連続性と同質性を希求していたか、あるいは

信じようと欲していたか、理解されよう。この希求が不可能な夢であり、結果が〈力としての歴史〉の捏造となるのは必然であったにもせよ、ヘルダーリンを生んだことはゲルマン民族の誇りであった。ここに至って明らかになるのは、ハイデガー個人だけではなくナチズム革命が総体として、まったく独善的かつ狂的であったにもせよ〈歴史不在の想起〉という呪われた運動の一面をもっていた事実である。この〈想起〉は、たしかにひどく混乱していた。ナチズムの〈いま・ここ〉を構成している〈力としての歴史〉はヴォータンの力なのか、古代ギリシャ精神の力なのか、それとも、逆説的に、モーセの民への恐怖と憎悪がナチズム構成の力であったのか。本当のところは誰にも分からない。総統自身、おのれをイエス・キリストの再来と信じたかと思うと、一転して、リヒャルト・ヴァーグナーの楽劇に陶酔してしまう。こちらは明らかにヴォータンの音楽である。この混乱は、しかし、総統やナチズムの無教養や場当たり的な「決断主義」ゆえとは断定できない。混乱の根底的な理由は〈歴史不在の想起〉という精神的運動の極度の困難あるいは原理的な不可能性にこそ存すると考えなければなるまい。民族全体を襲った主体性の過剰、奇矯な理想形成、登り間違いが、実は「病んで」失敗する原因なのだ。〈歴史不在〉の危機から現れてくる主体的あまりに主体的な、能動的あまりに能動的な〈想起〉への〈意志〉がそれ自体すでに「病む」ことなのだ。人間的主体性の過剰と〈力としての歴史〉の浸透力とは決して相容れない。実際のところナチズムを特徴づけているのはおぞましいまでの〈官能的祝祭性〉を露呈せしめた〈生命体の群れの勢い〉の異常な混乱でしかない。

それゆえ、ナチズムにおいて明瞭になるのは、二〇世紀に至ってドイツ民族は〈歴史不在〉の危機に直面して「病み」、さらに加えて〈歴史不在の想起〉において「病む」という、「病む」ことの自乗とも評すべき事態にまで突き進み、過剰な主体性を帯びて混乱に陥った〈生命体の群れの勢い〉と化して自滅した、〈歴史不在〉を〈至高の瞬間〉と勘違いし、〈個的生命体の群れ〉の狂乱を〈自然生命直接的祝祭性〉と誤認して破綻した、という事実である。

ユダヤ精神史の持続において、このようなことは起こらなかった。迫害されて殺戮されてもモーセの掟、モーセの言辞の力はこの民の「精神」を捉えて、放すことがなかった。ユダヤ精神にあっては〈想起〉の主体が「伝承」、すなわち「旧約」そのものであり、各自的ユダヤ人はこの巨大な主体の力によって、言わば受動的に〈想起〉へと導かれた。ユダヤ精神がつねに彼らの〈いま・ここ〉を構成する力をもっていたのは彼らの〈想起〉が徹底して受動的であった、〈力としての歴史〉に服していたゆえである。

第七章　人間学的不均衡の根源について

本稿の文脈が分裂病問題から、精神病理学固有の問題から、どんどん遠ざかってゆく。一見、論の飛躍、混乱と見なされても仕方がない。しかし私は、一貫して論の要点、方向を提示し続けてきた。それは、二〇世紀、われわれが「精神」の次元で「病み」続けていること、そして、この「病み」かたには、つねに〈歴史不在〉という事態が、さらに〈歴史不在〉に抗する闘争としての〈歴史不在の想起〉という狂的なまでに過剰に主体的な運動、純粋に自己同一的たらんと欲する狂的な意志、おのれの歴史的存在の明証性への狂おしい衝迫がはっきりと見てとれることである。

いわゆる正統精神病理学の失敗、精神分析の特性、分裂病という経験、分裂病中心主義の必然性、大衆の熱狂的かつ野蛮な〈生命〉活動に露呈している思い上がりとその結果としての「不安定」、最晩年のフロイトが〈生命〉と〈歴史〉のあいだで引き裂かれた苦悩、二〇世紀を「精神」の敗北の世紀としたナチズムという革命。

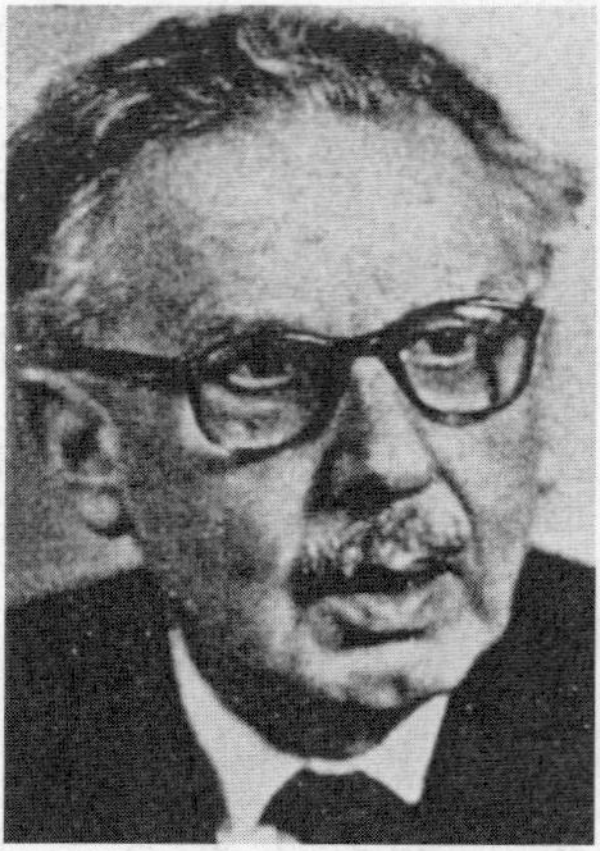

ルートヴィヒ・ビンスワンガー

要するにさまざまに異なった学問や経験を貫通して、あるいは現象の領域化を破壊して、人間「精神」が、〈歴史不在〉に陥り、そして〈歴史不在の想起〉という「病んだ」構えをとったままモーターのように空転している。結果として〈個的生命体の群れ〉の異常な混乱が進行している。人間にとって、〈力としての歴史〉とは〈生命〉を間接化する原理的〈力〉であり、〈生命〉の〈いま・ここ〉の特殊人間的な意味と根拠を限定する〈力〉、「現」を「現」として構成する「現」の直下の〝記憶〟である。過去を思い出したり調査したりすることは、それが人間的〈生命〉の〈いま・ここ〉を差異化し構造化する力を有する限りにおいて〈歴史〉と言いうるのであって、静的な「過去自体」などは存在しないのだ。〈生命〉に、個別的と共同体的とを問わず、かたちと動きかたを与える力のみが〈歴史〉である。この力は普通の意味での感覚では捉えられない。それゆえ〈力としての歴史〉とは人間の「精神」にとって「掟」のような何かである。この何か、この〝記憶〟に触れる能力を私は歴史感覚と呼ぶ。歴史感覚は〈生命〉の〈いま・ここ〉の根拠を感知する能力であって、この能力は、われわれがその都度すでに「掟」のごとき〈歴史〉に所有され、保護されていることを知る能力、すなわち、受動的〈想起〉に耐え続ける能力にほかならない。「歴史の俘囚」たることを肯定することも否定することも、ともども、人間的自由の本質に属する。

ここで〈生命〉と〈歴史〉について要約的に反復したのは、さらに論を進めるために必要と思われるからである。なぜならば、二〇世紀人間「精神」の「病み」かたを凝視すると、個的な群れと化した〈生命体〉と〈力としての歴史〉との特殊人間学的な均衡あるいは不均衡という問いに向かわざるをえないからである。

この均衡あるいは不均衡という考えを示したのはスイスの精神病理学者、ルートヴィヒ・ビンスワンガー（一八八一～一九六六）である。この考えは、もちろん分裂病的な生きかたを理解するための問いでもあるが、本来的には、文字通り「人間」の「精神」的な構え一般を問うている。人間は、日常的な共同性を広く経験してゆく生きかたをも、孤高の決断に基づいて世俗性を超出してゆく生きかたをも示す存在である。各自の人生はこのような「広さ」(Weite)と「高さ」(Höhe)の動的な均衡から生きられ、構成されている。この均衡を保つのはあやういもので、均衡を失する危険性は小さくない。

本章において私はビンスワンガーの言う「広さ」と「高さ」の意味、その均衡と不均衡について熟慮したいと思うのであるが、本題に入る前に、二〇世紀精神病理学のもっとも良き時代を生きたビンスワンガーと彼をめぐる人びとを少し思い出してみたい。ときおり史実に眼を向けることは済勝の足ならしとなるだろう。

a　ビンスワンガーをめぐる人びと

ルートヴィヒ・ビンスワンガー Ludwig Binswanger という人物は二〇世紀精神病理学史を想起するにあたって、かなり興味深いスイスの精神病理学者である。彼の学問において興味深いだけでなく、彼の二〇世紀思想家たちとの豊かな交流が私にはとりわけ興味深いのである。これはスイス、クロイツリンゲンの彼の病院を訪れた邦人精神科医が揃って感嘆して伝える彼の純朴温厚なる人格と無縁ではないだろう。彼の家系は代々精神医学との親和性が高く、その「遺伝的」とも言いうる精神医学への情熱は、ルートヴィヒに収斂して、それから、宮本忠雄、木村敏を代表とするわが国の精神病理学界に流入し、看過しえない影響力を発揮するに至った。ビンスワンガーの精神病理学は、欧米ではなく日本で本格的に開花したと言っても過言ではないほどである。

この碩学は、分裂病の現存在分析的研究において特に知られているが、また、彼の生きた時代思想と誠実に対話した点において、二〇世紀精神病理学史とその思想史的背景を浮かび上がらせてくれる。それゆえ、ここで、彼の学問的閲歴開始当時において彼をめぐって登場する学者たちに主眼を置いて、やや詳しく見ておきたいと思う。

彼は二四歳のとき、のちにベルリン大学で唯一ヒトラーの肖像を教室に掲げることを拒否し、二人の息子と二人の娘婿、さらには従兄弟一人をヒトラーに殺されてもなお耐え抜いたカール・ボネファー教授（一八六八〜一九四八）とハイデルベルク大学で出会っている。ボネファーは当時三六歳であったが、その正義に生きる態度が若いビンスワンガーに与えた印象は大きかった。彼はドイツ精神医学の良心とも言うべきボネファーに対し「非常に尊敬する」念を生涯にわたって抱くことになる。約三〇年後、ユダヤ人大量虐殺が開始される以前に七〇〇〇〇人以上の精神障害者の「安楽死」に手をかすことになるドイツの多くの精神科医のなかにボネファーのような高貴かつ剛毅な闘争的人物もいたことをわれわれは忘れてはなるまい。

スイスに戻ったビンスワンガーがオイゲン・ブロイラー教授のもとで稀有の学問的雰囲気を感受したことはすでに述べた通りである。六歳年長のユングとのパーソナルな関係は特に親密なものとなり、二六歳時、ユング夫妻に誘われてウィーンのフロイトのもとへ旅行している。当時五一歳のフロイトは三人を温かく歓迎し、フロイトとビンスワンガーは以後三〇年間に及ぶ友情で結ばれることになる。精神科医の出立として、何とも羨ましい限り、と言うしかない。

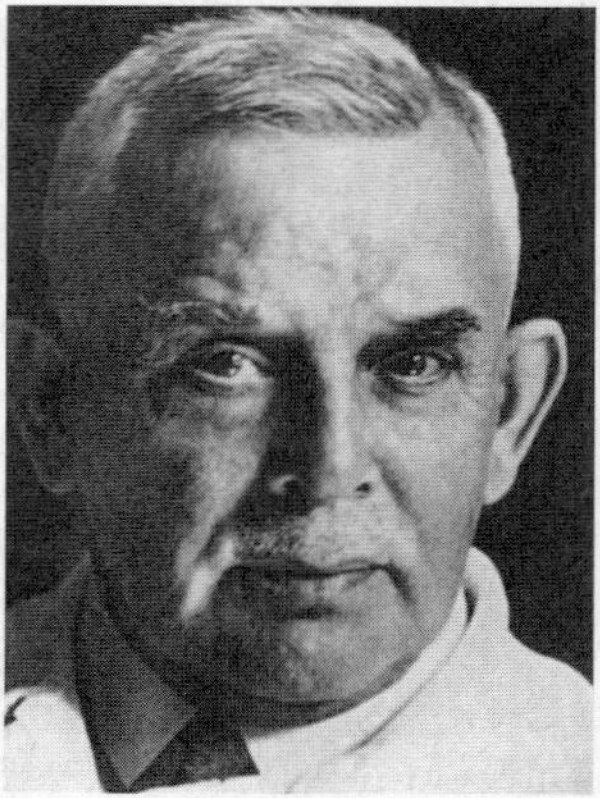

カール・ボネファー

二六歳時、ユングの指導のもとで学位を取得したのち、彼はドイツのイェーナ大学で叔父のオットー・ビンスワンガー教授の助手となるが、叔父が手を焼いていた婦人を精神分析で治療した。この治療がドイツの大学精神医学に与えた影響は大きい。三〇歳時、急死した父のあとを継いで精神科サナトリウムの院長になったビンスワンガーは病院長業務の多忙のなかで研究を続け、第一次世界大戦（一九一四～一九一八）の困難を乗り越え、二歳年少のヤスパースを中心としたハイデルベルク学派に対し適切な批判論文を発表し、一九二二年、四一歳時、チューリヒで開催されたスイス精神医学会の席上、エドムント・フッサール（一八五九～一九三八）の哲学の影響下に「現象学について」と題して報告を行う。

このとき、ビンスワンガーに次いで演壇に立ったのは三六歳のユージェーヌ・ミンコフスキー（一八八六～一九七三）で、彼は「分裂病性メランコリーの一例の心理学的研究と現象学的分析」と題して報告を行った。これは二〇世紀精神病理学史の史実として画期的な事件といってよく、「ここでベルグソンの弟子とフッサールの弟子とがはじめて肩を並べた」と評された。翌年、ビンスワンガーはフライブルク大学教授の任にあった六四歳のフッサールと会い、「思想家および学者としてのフッサールから強い印象を受けたばかりでなく、人間としての彼からも「衝撃」をあたえられた」。フッサールのほうも妻とともにビンスワンガーの病院に招かれ、「現象学について」と題する講演をしている。二人はよほど気が合ったようである。

ちなみに、この三年前、二人の若い哲学私講師カール・ヤスパース（当時三七歳）とマルチン・ハイデガー（当時三一歳）がフライブルクのフッサール宅ではじめて出会うという思想史的「事件」があったが、ヤスパースはフッサール（当時六一歳）という人物に対

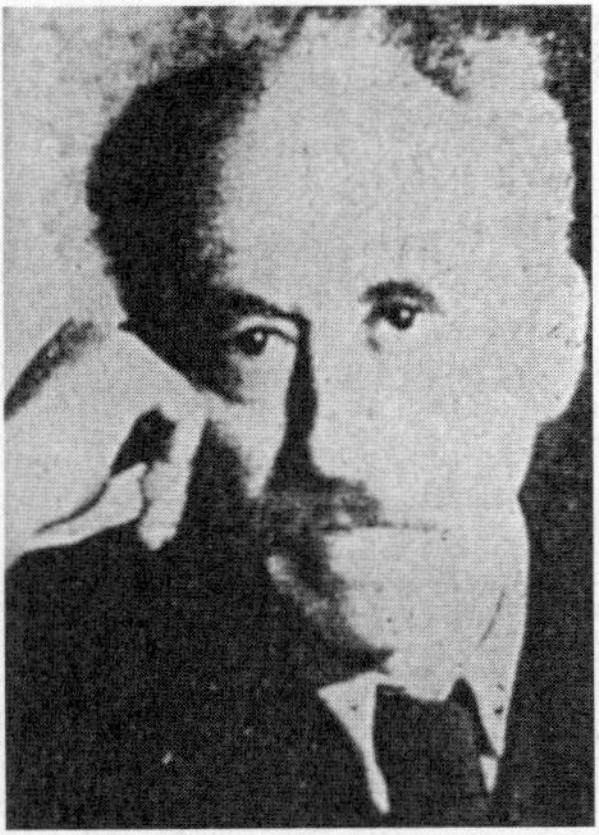

ユージューヌ・ミンコフスキー

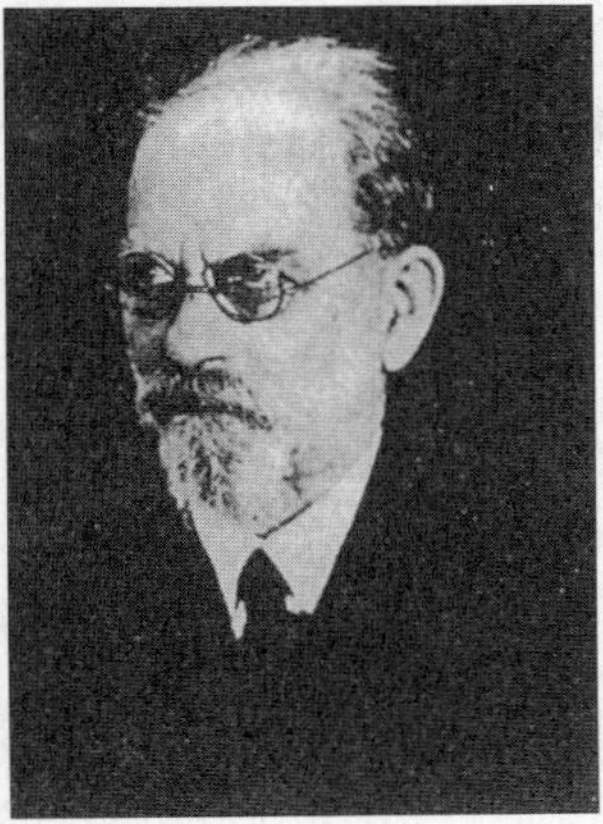

エドムント・フッサール

して幻滅に近い印象を抱いている。当然というべきか、ヤスパースのビンスワンガー評価もたいへんに低い。もちろん、この二人のあいだにはパーソナルな関係は生じなかった。ヤスパースがビンスワンガーを無視し続けたのである。人間の相性というものは了解しにくいと言うしかない。フッサールにとっての愛弟子ハイデガーがユダヤ人である師に対して抱いていた感情となると、これはさらに無気味に謎めいてくるだろう。後年、ハイデガーはフッサールを大学から追放することに賛成し、ナチズム革命が荒れ狂うさなかの一九三八年に亡くなったフッサールの葬儀にも参列しなかったのだから。

ともかく、フッサールの現象学への関心が増大するにつれてビンスワンガーとフロイトのあいだで交わされていた書簡数は減じてゆく。しかし、一九二六年、スイス精神医学会名誉会員であったクレペリンが七〇歳で死に、つぎの名誉会員として、同じく七〇歳のフロイトが、ビンスワンガー議長の提案によって満場一致で推挙された。スイスの精神医学とは不思議な身振りをするものである。寛大なのか、学問を根底から支え続ける思想的理念に欠けているのか、私にはよく分からない。

そして、翌一九二七年、三八歳のハイデガーが『存在と時間』を刊行し、以後、この書はビンスワンガーに、そして、ほとんど世界中の精神病理学者に甚大な影響を及ぼすことになる。すなわち、人間の心的事象の記述現象学的研究が、現存在の存在論的構成の探求へと大きく展開してゆく。二〇世紀思想史を代表するこの書の出現によって、ヤスパースの精神病理学は、すなわちマックス・ウェーバーとヴィルヘルム・ディルタイの思想に依拠した精神病理学は、妥当であったか否かは別問題として、精神病理学史の中枢から辺縁へいったんは排除されることになったと言ってよいだろう。『存在と時間』の精神病理学への決定的な影響力は、以後約五〇年間にわたって持続する結果となる。この書と無縁のまま学問的に屹立していた有力な精神病理学者はフロイトとユング、一貫して独自深遠であったヴィクトーア・フォン・ヴァイツゼッカー（一八八六〜一九五七）、そしてヤスパースの記述現象学を批判的に継承したクルト・シュナイダー（一八八七〜一九六七）だけだ、と言っても過言ではないだろう。意地悪な言い方になるが他のほとんどの精神病理学者は

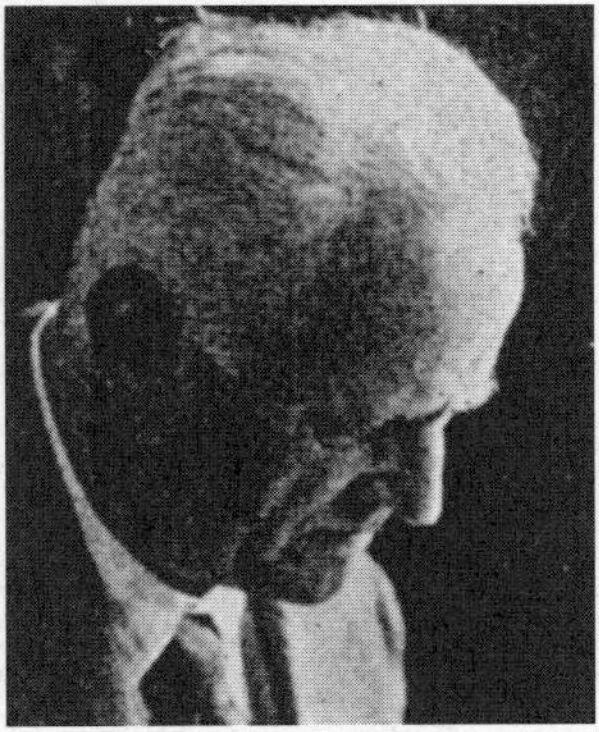
ヴィクトーア・フォン・ヴァイツゼッカー

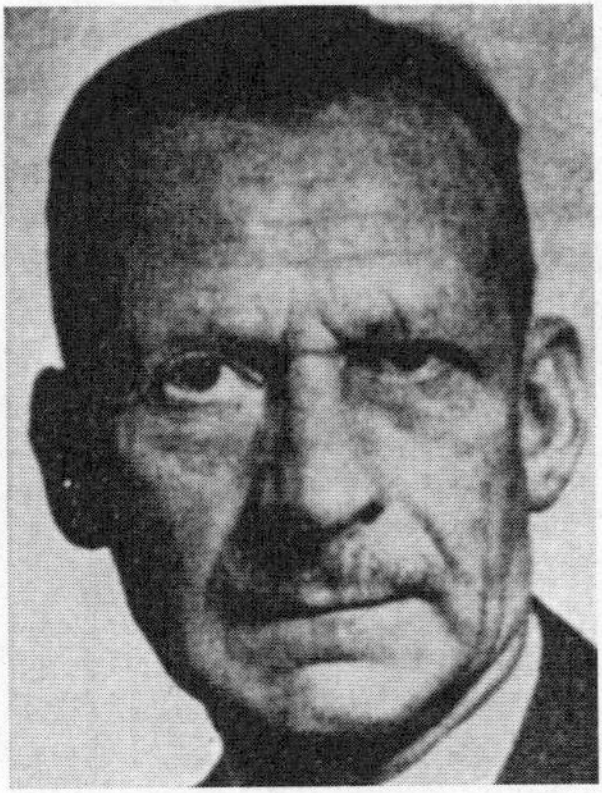
クルト・シュナイダー

ハイデガーの発した問いから派生した小さな応用問題を解くことに忙しくなってしまった。ビンスワンガーですら例外ではないだろう。ただし、ハイデガーの「世界内存在 In der Welt sein」と対比するかたちで「世界超越存在 Über die Welt hinaus sein」を論じ、「愛のコンムニオ（共同性）」を強調した見識は高く評価されるべきである。哲学的には間違っていても精神病理学的には正しい、そのような事態は確かにある。そして、ビンスワンガーは七〇歳を過ぎて、ふたたびフロイトとフッサールの思想に回帰してゆく。

この簡略な史実記述的文章はビンスワンガーのためのものであったが、冒頭に断っておいたように、私は意図的に彼をめぐる二〇世紀のはじめの約三〇年間のヨーロッパ思想に主眼を置き、ビンスワンガー自身の個々の精神病理学的業績に深くは立ち入らなかった。この点、容赦願いたい。それにしても、二〇世紀精神病理学がいかに多彩な大思想に依拠して展開され始まったことか、複雑な思いにとらわれる。カール・ボネファー、オイゲン・ブロイラー、ユング、フロイト、フッサール、ユージューヌ・ミンコフスキー、……。このような高貴な人物、偉大な思想家とパーソナルな関係を結んで思索できたビンスワンガーなる人物の時代と境遇は、やはり、私にとっては羨ましいと言わざるをえない。

だが、しかし、この錚々たる人物たちのなかで、おのれの学問の根拠をおのれの直下に一貫してしっかりと有していた思想家と呼ぶに値する精神病理学者は、小林秀雄が洞察していた通り、フロイトだけだったのかもしれない〔宮本忠雄「ビンスワンガー年譜」、L・ビンスワンガー、新海安彦・宮本忠雄・木村敏訳『精神分裂病・II』、みすず書房、一九六一年、四七五頁以下参照。また、Georg Sterz, "Karl Bonhoeffer (1868-1948)", In *Grosse Nervenaerzte*, Bd. I, Thieme, 1970, s. 17-26〕。

b　フェアシュティーゲンハイトについて

さて、二〇世紀を代表する思想家たちとの豊かな交流に恵まれた精神病理学者ビンスワンガーの画期的とも言うべき業績に論を転じてみよう。私には彼の最も画期的な研究はフェアシュティーゲンハイト論だと思われる。たいへんに短いが重要な「フェアシュティーゲンハイトの人間学的意味について」という論文は、一九四九年、六八歳のビンスワンガーが精神医学の最初の師たるカール・ボネファーの八〇歳誕生日を記念して、この反ナチの高貴なる人物に捧げたものである。くどいようだが私はここでもまた奇妙な史実に触れざるをえない。すなわち、同年、ビンスワンガーはハイデガーの六〇歳記念論文集に「精神医学の自己理解にとってのマルチン・ハイデガーの現存在分析の意義」なる論文を献じており、大著である『失敗した現存在の三形態』（一九五六年刊）全体もナチであったハイデガーに捧げられている事実。ビンスワンガーはまったく非政治的人間であったと言うしかない。一九二六年、スイス精神医学会名誉会員に反ユダヤ主義者クレペリンの後継としてフロイトを推挙したひとがビンスワンガーであったことも想起されよう。

ともかく、フェアシュティーゲンハイト論に進もう。ビンスワンガーはつぎのように論じている。

「横への広がりを投企しまたそういう広がりのなかへとあゆむばかりでなく、高さを投企しまた高いところへとのぼる存在として、人間の現存在は本質的に思い上がるという可能性によってとりまかれている。われわれが思い上がる可能性、ひとことでいうと「思い上がり」(Verstiegenheit) の人間学的意味を問う場合、われわれは「のぼること」が「思い上がり」という在り方へ変化する可能性の諸条件を問うことになる」(「フェアシュティーゲンハイトの人間学的意味について」、一九四九年、強調はビンスワンガー)(L・ビンスワンガー、宮本忠雄監訳、関忠盛訳『思い上がり・ひねくれ・わざとらしさ——失敗した現存在の三形態——』、みすず書房、一九九五年、一頁以下参照)

フェアシュティーゲンハイトの訳はむつかしい。「思い上がり」という訳は臨床経験に即して言うなら不適切であると思われる。少なくとも私は医師になって以来、カルテに「思い上がり」と記したことは一度もない。「現実遊離」あるいは「奇矯な理想形成」との訳のほうがまだ病者の「精神」の真実に近いだろう。素朴に「登り間違い」とするのもよいかもしれない。要するに自己の可能性の限界を踏み破って高きところに登り、精神的な身動きがとれなくなって、病者の「精神」が、あるいは凝固し、あるいは揮発してしまうことだ。フェアシュティーゲンハイトには何かしら厳粛な印象、孤独な革命家の雰囲気、言うならば受難者の悲劇性がこもっていると私は感じている。

人間は誰でもフェアシュティーゲンハイトを演じうる。良識、常識、共通の経験の「広さ」にふさわしくない「登る」決断が生じ、行動にうつされるとき、「広さ」が支えきれない「高さ」を生きんと決断するとき、われわれはフェアシュティーゲンハイトという「病み」かたに陥る。しかしフェアシュティーゲンハイトが精神医学的「疾患」ではなく、人間に固有の「精神」の次元における「病み」かた、「狂い」かたである点は留意されなければならない。たとえばビンスワンガーは「イデオロギーは本質的に思い上がりである」*と断じているが、この論文が一九四九年に発表され、反ナチの闘将カール・ボネファー博士に捧げられていることから見ても、彼がナチズムをフェアシュティーゲンハイトの一典型と見なしていたことは疑いえない。

＊　L・ビンスワンガー、前掲書、四頁。

このような文章ならば私も「思い上がり」という訳語を使用するだろう。この一行だけ、彼は政治的になったかのようである。

フェアシュティーゲンハイトについて明快で興味深い考えを示しているのはブランケンブルクである（W・ブランケンブルク、前掲書、一一二頁以下参照）。彼はデカルトの知恵を語っている。この知恵は人間が「疾患」とは別の次元で「狂う」ことの危険性について、また、この危険を回避する可能性について、たいへんに示唆的である。

ブランケンブルクの文章を少し引用する。

「……デカルトは、近代哲学の口火を切った彼の懐疑の試みを始める前に、まず当時の知識をくまなく身につけようと努力したと書いている。彼は、伝統的学説の妥当性について最初にいくつかの疑惑を抱いた後も、すぐさまこの実験へと飛び込んで行ったわけではない。一切の懐疑にもかかわらず彼はまず自分の教養を完全なものにした上で、次には理論的知識の全領域に加えて、さらにできる限り広範囲な自然な（生の）経験を身につけるために旅へと出かけた。つまり彼はいわゆる「世間の人」となった。そしてその後にはじめて、彼の実験にとってどうしても必要な極限的な孤立を自らに課したのである。……」。

ブランケンブルクはフッサールが要請した現象学的エポケー（判断停止）とアンネ・ラウを襲った「自明性の喪失」なる狂的な事態の質的類似性に鋭い眼を向けている。そして、ブランケンブルクはここでビンスワンガーのフェアシュティーゲンハイト論に言及している。「孤高の高みへと至るコギトへの上昇」の「危険」とその回避策とを論じている。二〇世紀精神病理学は、少数の例外的に鋭敏な学者は除くが、総体として、エポケーにもるこのような深刻な危険に鈍感に過ぎた、それゆえに、「人間学派」と自称して、二流、三流の哲学的談義を繰り返して軽蔑され自滅していった、と言ってもよいだろう。分裂病的事態に抗する「衛生法」は「頽落」（ハイデガー）しかないとすら言える。もちろん、ブランケンブルクはヤスパースと同じ見識をもって「精神の領域」と「疾病」の次元差を前提としている。先に述べたミュラー・ズーアに倣うならば、デカルトあるいはフッサールと症例アンネ・ラウの質的類似性はF{x}と表記される高次元においてのみ問題となるだけであってf(a, b)という「疾病」の次元では論じえない問題である。せいぜいのところ、デカルトやフッサールの哲学的営為は「精神の領域」において分裂病親和的な特質を有していた、と言えるのみである。

ところで、ブランケンブルクの論に触発されて、いまここでデカルトの戦慄あるいは異様に不安な決意を思うとき、ふと、「頽落」という訳語に私は不快感を抱かざるをえない。Verstiegenheitを「思い上がり」と訳すことが私の臨床感覚に反するのと同様に、Verfallenを「頽落」と訳するのはおかしいと思うときがある。デカルトは「頽落」したのだろうか？　そうではあるまい。ハイデガーの思想家としての資質からして「頽落」なる訳語が妥当な文脈もたしかにあるが、これは、本来、「世俗性への着地」というほどの意味に解すべきことであろう。ともかくVerfallenの訳語は再考を要する、少なくとも文脈に応じて異なった日本語を採用すべきだ、と私は思う。この二つの訳語の問題は、とりわけ、精神科臨床医にとって、精神病理学的感受性にとって、さらには二〇世紀精神病理学史を考えるにあたって、些細なことではない。

論がそれてしまった。デカルトの知恵に戻ろう。デカルトが近代哲学の開始を告げた「(存在についての)懐疑」の実験の祖であるのは周知のことだろう。この実験はデカルトほどの「精神」にとっても極めて危険なものであった。徹底した孤独の高みへと至るコギトへの上昇の危険をデカルトは予感していた。徹底した懐疑が世界存在破壊行為であり、何ごとも「ない」という戦慄すべき結論にも至りうるとの危険を彼は感知していた。この懐疑は「自然な自明さ」(アンネ・ラウ)を削ぎ落とし続ける苛烈な狂性を帯びていた。

では、デカルトは実験開始のまえに何をしたか。彼は自分の生活史を広汎かつ詳細に書きとめる作業に没頭した。身につけた教養全般に磨きをかけ、そして旅に出た。多くの世俗の人びとと親しく交わり、自身をも世俗化した。慣れ親しんだ慣習に従って生活した。つまり彼は良識的なひとりの一七世紀ヨーロッパ人となって生活基盤の「広さ」を徹底的に体得したのち、はじめてコギトへの上昇を開始したのである。「哲学的な問題の取り扱いに際して講じられる衛生法」とのブランケンブルクの評は適切である。ここには人間の生きかたの「精神」的構えにおける「高さ」と「広さ」の均衡の重要さがよく示されていよう。この均衡を生きるひとが「良識」のひとであり、ここでは「精神」が「病む」あるいは「狂う」ことがほとんどない。

ビンスワンガーの見解は鋭く深い。しかし「高さ」と「広さ」という表現はややもすると空間的に考えられやすく、現存在の時間性さらには歴史性の構成という問いに展開されにくい。

人間学的均衡・不均衡の問題を時間論として展開したのは木村敏である。詳細に論じるゆとりはないが、木村は、革命をめぐる意識の相違から出発して、プロレタリアートのイデオロギーにアンテ・フェストゥム的時間性を、ブルジョワジーのイデオロギーにポスト・フェストゥム的時間性を見出し、前者における分裂病親和性を、後者におけるメランコリー親和性を念頭に置きつつ、つぎのように論じる。

「これまで述べてきたように、自己存在のアンテ・フェストゥム的契機は分裂病の時間構造に、ポスト・フェストゥム的契機はメランコリー(および非分裂病性の妄想体験)の時間構造に特徴的に示されるものであるけれども、この両者は元来、正常と異常、健康と病気の区別とはなんのかかわりもなく、人間存在一般の基本構造に属するものと考えられる。そして、一般的にはアンテ・フェストゥム的契機は、オリジナリティーを求める傾向、主体性への欲求、革新的思想、超越的・非現実的なものへの親和性、遠さへの志向などの形をとって現れ、ポスト・フェストゥム的契機は、周囲との同調を求める傾向、自己主張を控える態度、保守的思想、世俗的・現実的なものへの親和性、近さへの志向などの形をとって現れる。十分に個性的な独創性をもちながら、しかも十分に調和のとれた現実適応の可能な人においては、両契機の間に自然な均衡が保たれていると見るべきだろう。」(一九七六年)*

* 木村敏「分裂病の時間論——非分裂病性妄想病との対比において——」、笠原嘉編『分裂病の精神病理』5、東京大学出版会、一九七六年、一頁以下。なおこの論文は木村敏著作集第2巻、『時間と他者/アンテ・フェストゥム』、弘文堂、二〇〇一年、一三頁以下にも収録されている。アンテ・フェストゥムという概念を理解するためには、この著作集第2巻全体が熟読されることが望ましいと私は考える。

アンテ・フェストゥム的な構え、〈自然生命直接的祝祭〉前夜の戦慄、未来先取り的な焦慮、未知の未来が現在・現場に肉薄し侵入してくるなまなましい実感、これらが「高さ」を志向する人間の時間構成のありさまを言い当てている。ポスト・フェストゥム的な生きかたは多少とも多義的であり、あとの祭りの寂しさや官僚的で頑迷な秩序愛に満たされた日々を構成する場合もあるし、伝統に忠実に、良識に生きる人びととの時間構造とも解しうるが、一応、「広さ」を志向する人間の時間構造に相当すると考えてよかろう。

それゆえ、フェアシュティーゲンハイトを生きる者の時間性は、未来優位的に、アンテ・フェストゥム的に構成され続けていると言ってよい。が、私がここで問いたいのは「広さ」の経験の質に関する理解とポスト・フェストゥム的生きかたの論に何か決定的な原理が抜け落ちてはいないだろうか、ということである。

スイスを代表する精神病理学者も、わが国を代表する精神病理学者も、ともに、「広さ」について、広義の人間関係論に自己限定し過ぎている。ビンスワンガーは「広さ」の経験について「愛のコンムニオと友情のコンムニカチオ」あるいは「ゲマインシャフト」を生きることを特に重視する。木村も「人と人との間」を思索の源泉とするがゆえに広義の人間関係論における「同調」性と「保守」性をポスト・フェストゥム的な生きかたの現れと見なす。*

＊　二〇〇二年の京都での私的対話のなかで木村氏はポスト・フェストゥム的な生き方において強い歴史感覚が働いていることを語り、氏の生命論的精神病理学には〈歴史〉の概念が欠けているとの私の批判に、反批判を加えてきた。たしかに、氏の時間論はたんなる性格類型学などではなく、現存在を構成する時間性の存在論なのであるから、二〇世紀精神病理学史の通奏低音が〈歴史不在〉である事態とイントラ・フェストゥム的〈瞬間〉を根幹とする生命論的精神病理学的〈歴史〉概念の関係如何というたいへんに微妙な問題は、今後に熟慮されるべきで

あろう。私が木村氏の精神病理学は〈一九八〇〉という「喪失のとき」を突破してゆく潜勢力を有しているかもしれないと予感する理由は、氏がその生命論的精神病理学の中枢にイントラ・フェストゥム的〈瞬間〉の時間思想を、換言するならば〈癲癇の精神病理学〉を堅持し続けていることに存する。それゆえ、以下の本文はこの厄介な事情を念頭に置きつつ読んでもらいたいと私は希望する。

人間の「広さ」の経験は、しかし、その都度の他者との出会いによって展開されるだけではない。われわれは「世俗的」にのみ、すなわち、言わば「生」の水平面においてのみ「広さ」の経験を積んでゆくわけではない。「広さ」は、言うまでもなく〈歴史〉的な「広さ」でもなければならない。言わば、「現」の直下から垂直に「現」に作用している〈力〉としての〈歴史〉のアクチュアリティこそが「広さ」を構成している、いな、「広さ」それ自体であるという事実が忘れられてはならない。「広さ」は潜在的に持続していなければならない。「広さ」を真に経験するためには、生ける他者や世俗的世界さらには自然界と交流するだけではなく、「死者たちの助け」(オルテガ)を、〈いま・ここ〉を間接化しつつ構成してくれている潜在的な言辞の〈力〉を感受しなければならない。

このとき働くのがわれわれの歴史感覚である。歴史感覚が鋭敏に働くとき、われわれはより深く〈いま・ここ〉の意味を思い出す、「現」の直下の〝記憶〟に触れられて〈想起〉

へと誘われる。この〈力としての歴史〉にわれわれの歴史感覚が触れるとき、われわれは受動的に〈想起〉へと誘導される。たとえば最晩年のフロイトが「伝承」の力、モーセの「掟」の力に捉えられたように。あるいはナチズムの革命がゲルマンの主神ヴォータンの力に呪縛されたように。

　現存在分析的に考えるならば、「広さ」にはポスト・フェストゥム的構えが、「高さ」にはアンテ・フェストゥム的構えが、それぞれ対応するだろう。しかし、このような空間的あるいは時間構成論的な人間理解の背後には、より根底的な「精神」的力学が潜んでいる。それはすなわち〈力としての歴史〉と〈自然生命直接的・瞬間的・祝祭性〉とのあいだのアクチュアルな緊張関係であって、この根源的な緊張関係から、さまざまの人間学的均衡と不均衡が生じてくると考えられる。

〈力としての歴史〉に触れられた精神の「高さ」が偉大な宗教家、預言者の革命的営為においてアンテ・フェストゥム的に顕現し、〈自然生命直接的祝祭性〉が、「以前の状態に戻ろうとする」という意味においてポスト・フェストゥム的と誤解されても仕方のない「死の欲動」（フロイト）の様相を呈しつつ、さらに、ディオニュソス的「生・それ自身」（ヴァイツゼッカー）*において顕現してくる事態は、一見すると矛盾しているようだが、じっさいに感受されよう。事はビンスワンガーの考えよりもはるかに複雑かつ深遠なのだ。だが、いまここで肝腎なのは、「高さ」と「広さ」の、さらには人間固有の〈祝祭の場所〉

のさまざまの組み合わせを列挙することではない。「人間」は、「人間の生活と人生」は、〈力としての歴史〉と〈自然生命直接的な瞬間〉の相互隠蔽的な力動関係の場所そのものであること、〈祝祭の瞬間〉に肉薄した〈生命体〉は分裂病親和的なフェアシュティーゲンハイトを呈しうる、という単純明快かつ根底的な命題を確認するだけでよい。

＊V・v・ヴァイツゼッカー、木村敏・浜中淑彦訳『ゲシュタルトクライス』、みすず書房、一九七五年、三頁。「生命それ自身は決して死なない。死ぬのはただ、個々の生きものだけである。個体の死は、生命を区分し、更新する。死ぬということは転化を可能にするという意味をもっている」と書かれている。ここに「高さ」と「広さ」の均衡、不均衡という論よりもはるかに深い〈生成〉と〈存在〉の「均衡」に関する謎めいて深遠な思想が読み取られる。

この単純明快な命題をわれわれは果たして生きているだろうか？　もしもそうであるなら、二〇世紀は幸福な世紀であったろう。しかし、そうでなかったことは明白である。われわれにとって「高さ」とは何の謂であろうか？　このような問いはもう不毛である。宗教的「高さ」、倫理的「高さ」、哲学的「高さ」などと羅列しても仕方がない。なぜなら、本稿は「われわれは病んでしまった」という実感から発し、「病む」ことのさなかで問いを発しているのだから、問いの方向は「病み」ゆく「高さ」へ、「高さ」の「病み」かたへ、とすでに傾斜してしまっているのだから。これは、たとえばデカルトの「精神」を救った「良識」が忘れ去られ、「広さ」を濃密にしてくれる歴史感覚が鈍麻してしまった事実認定と軌を一にした宿命的な問いの傾斜なのである。

二〇世紀、均衡は失われてしまった。失われてしまった均衡に病理学的眼差しを向けるために、ポスト・フェストゥム的「広さ」の背後の人間造形力を〈力としての歴史〉と、そして、アンテ・フェストゥム的「高さ」を可能にする（つねに実現させるとは限らない）〈力〉を〈自然生命直接的・瞬間的・祝祭性〉と、それぞれ具体的に深化させておくことが不可避となったのである。これは、問いの次元を異にしなければ見えてこない人間「精神」にとって決定的な不均衡をはっきりと見据えるためには不可欠の準備であると私は思っている。

私の思考と論述は、問題の厄介さを考えると、かなり乱暴である、性急に過ぎる、と認めざるをえない。ただ、ここで特に指摘しておきたいことがある。「孤高の高みへと至る」生きかた、あるいはアンテ・フェストゥム的な生きかたが極限まで至るならば、それは言わば崖っぷちに立つことになり、ここから千尋の谷に落ちるならば、その人間は〈自然生命直接的祝祭性〉に呑み込まれ、イントラ・フェストゥム的狂気に没入するしかない、ということである。すなわち、イントラ・フェストゥム的狂気に人間を誘う力は、ポスト・フェストゥム的生きかたを身につけた人間においてよりもアンテ・フェストゥム的生きかたを身につけた人間において、フェアシュティーゲンハイトを呈しやすい人間において、相対的にもせよ強い、と考えられる。たとえば私は序章で「千里眼」を求め生きたランボーに触れたが、この「見者」の生きかたがアンテ・フェストゥム的か、イントラ・フェストゥム的か、これは容易に答えられることではあるまい。はっきりと言えるのは、ランボーはポスト・フェストゥム的には生きえない人間であった、ということである。同じことはヤスパースが分裂病と〈誤診〉したファン・ゴッホの場合にも、そして、おそらくは、ニーチェの場合にも妥当するだろう。この問題は極めて難解であるゆえ今後の私に課せられた宿題としておく。

論をいったんビンスワンガー・木村の文脈に戻そう。

二一世紀になって、われわれは、われわれ自身に対して、われわれのフェアシュティーゲンハイトとは何であるか？　と問わなければならない。われわれは「思い上がって」いる。われわれは「奇矯な理想形成」に夢中になっている。われわれは何かしら根拠的な事態から「遊離」してしまっている。われわれは「登り間違え」ている。われわれは、何か途方もない出来事に向かって戦慄しつつ突進している。祝祭か、狂乱か、絶望か、はたまた破局か、分からないまま、前のめりに走り続けている。

これは結論ではない。問いを立てるための前提の確認である。

なぜ、「高さ」ではなく、フェアシュティーゲンハイトしかなくなってしまったのだろう？ われわれが不均衡しか経験できなくなってしまったのはなぜだろう？ アンテ・フェストゥム的な希望を内に秘めた戦慄のときも、ポスト・フェストゥム的な落ちついた静寂のときも消えてしまったのはなぜだろう？ これが、「病み」ゆくわれわれが立てざるをえない問いである。

「高さ」と「広さ」は同時に「病む」。片方だけが「病む」ということは原理的に言ってありえない。これは自明である。それゆえ、われわれの宿命を自問するにあたって「病み」ゆく「高さ」から問い始めても「病み」ゆく「広さ」から問い始めても、結局は同じことになる。

フェアシュティーゲンハイトについて、ビンスワンガーはしばしば「決断の絶対化」に言及する。これは「特定理想」の「絶対化」あるいは「価値」の徹底した「固定」とも言われる。人間以外の生命、純粋な〈動物性〉においては、このようなことは原理的に起こりえない。いわゆる生物本能の見事な均衡、臨機応変の活動を見れば、これは自明だろう。「決断」、「特定理想の絶対化」、「価値」の「固定」がフェアシュティーゲンハイトの正体であるならば、ここに特殊人間的な主体性信仰を見るのは容易であろう。「人間」がおのれの能動的主体性の独裁を正当と見なす臆断が、「思い上がり」の必要かつ十分な前提条件である。だが、各自的主体性信仰あるいは集団的主体性信仰がフェアシュティーゲンハイトの現れだとしても、主体性信仰がフェアシュティーゲンハイトの原因であるわけではない。事の順序はむしろ逆であろう。われわれが〈力としての歴史〉に所有され貫通されていることを忘却し、さらに、この忘却ゆえに発生した不均衡をも忘却してしまったことが、主体性の絶対的肯定、おのれの能動性への信仰、独我的自由の狂的な謳歌、などという迷妄のなかへわれわれを押し上げてしまっているのではあるまいか？

最晩年のフロイトは、文字通り自身の生命を賭けて、ユダヤ民族各自の〈いま・ここ〉を決定している力に、すなわち「伝承」としての「超自我」の力に、モーセの「掟」のユダヤ精神造形力に、主体の座を譲ったではないか。合理的エス論者は、「もはや失うものが何もない」〔S・フロイト、渡辺哲夫訳『モーセと一神教』、ちくま学芸文庫版、九六頁〕心境に至って認識する主体の座を降りたではないか。

ユングも、ヒトラーの主体的決断の背後に、さらにゲルマン民族の「思い上がり」の背後に、真の主体として復活したヴォータンの力を直覚した。ユングにとっても、悲劇の主体は、決断し闘争する総統でもゲルマン民族の奇矯な理想形成運動でもなく、この民族の精神を呪縛し続けているヴォータンの力であった。それゆえ、フェアシュティーゲンハイトの典型と見なされるナチズムの出現を可能にしたのは、「思い上がった・ひと」の群れ、高度技術、膨大な情報の収集、意図的に仕組まれた感覚的陶酔以外の何も知らぬ野蛮人の群れが、〈力としての歴史〉の主体性を歴史の概念から盗み取ってわがものにするという、錯認に基づいた傲慢にほかならないのである。

おのれの〈生命〉の現れかたのいっさいを保護的に間接化し限定してくれていた〈力としての歴史〉を簒奪し、その巨大な主体性をわがものと勘違いして矮小化してしまった野蛮人の群れはどうなるか。おのれこそ唯一の主体だと叫ぶ、思い上がった「人間」はどうなるか。詳しく論証するまでもあるまい。現今のわれわれの時代光景を見れば否応なく思い知らされる。高度の技術と膨大量の情報を手に入れた野蛮人の群れ、物質的・官能的な満足、進歩を血眼になって追い求める自然人の群れが右往左往している。歴史的使命に応じる鋭敏な感受性を有していた「人間」にとっての「高さ」はここまで歪み、傾き、荒廃し、朽ち果ててしまっている。もはや、われわれにはいかなる「高さ」も許されないと言ってよかろう。千差万別の、と言ってもじつは千編一律のフェアシュティーゲンハイトのみがわれわれに許されているだけである。われわれはここまで「病んで」しまった。

野蛮人、自然人は、現在において、純粋技術人、純粋情報人、純粋官能人あるいはそれらの寄木細工とも換言できるのだが、彼らは群れをなして〈われわれこそ、いや、わたしこそ、真に主体的な人間なのだ〉と合唱している。かつてわれわれを人間にしてくれていた〈力としての歴史〉は忘却されてしまった。同時に、〈力としての歴史〉によって拘束された〈個的生命体〉を「生・それ自身」(ヴァイツゼッカー)へと解放する〈自然生命直接的事態・大いなる祝祭のとき〉も忘却されてしまった。さらに、何か決定的な力を忘れてしまったこと自体を忘れてしまっている。なぜなら、忘却したことを忘却しないと、進歩と称される野蛮な〈個的生命体の群れ〉の突進から置き去りにされてしまうからだ。別の見かたもできよう。つまり、〈力としての歴史〉の主体性が人間を見放したとき、忘却すること、そして忘却したことすらも忘却してしまうことは、人間が望んで意図した結果ではなく、悲惨な宿命なのだ、われわれは望んで主体的になったのではなく、〈力としての歴史〉に見放されて、宙に浮いてしまい、〈歴史〉以前の小さな、じつに小さな主体的〈生命体〉にさせられたのだ、と。それゆえ、このわれわれ大衆の群れが「頽落しつつ・思い上がって」*突進してゆく醜悪な光景にはかすかに無惨な悲劇性がこもっている。事態は、「死者たちの助け」を失って「生の異常な混乱」が露呈したと見たスペインの一思想家の証言をはるかに凌ぐスピードで進行していると言わねばなるまい。

* 「頽落しつつ・思い上がって verfallen-verstiegen」という表現は現存在分析的にはまったく矛盾している。「頽落」はデカルトの知恵で見たように「世間のひと」として生きることであって、孤高の高みへと飛翔しがちな分裂病親和的現存在にとっては「衛生法」となる。「フェアファレンハイト」と「フェアシュティーゲンハイト」は言わば水と油、落下と上昇、広さと高さの関係にある。ところが、二〇世紀後半になって、このような矛盾した表現がどうしても必要になってきたのである。〈歴史不在〉そして〈歴史不在の想起〉という二〇世紀人の狂的な身振りは「精神の領域」での、F〔x〕という高次元での、人類がいまだかつて経験したこ

とのない出来事であって、現存在分析的ないし基礎存在論的な論理的整合性は通用しにくなってきている。

大衆が群れをなしてフェアシュティーゲンハイトを呈し、過度にアンテ・フェストゥム的な構えで突進し続けている。おのれを主体と誤認した野蛮人が群れをなして「決断の絶対化」に酔い、思い上がって「奇矯な理想」の形成と共有を誇る。「頽落」した「ひと」(ハイデガー)が群れをなして「思い上がる」と、こうなる。

われわれ「病み」ゆく大衆のフェアシュティーゲンハイトのおぞましさと比べると、ひとりぼっちの革命家とも言うべき個々の分裂病者のフェアシュティーゲンハイトとその孤独な破綻が高貴な悲劇とすら見えてくる。いわゆる分裂病者は、「頽落」を拒否し、あるいは「頽落」できず、日常性に溺れる「ひと」になりえないがゆえに、おぞましい世俗的欲望の放つ臭気に染まりにくい。

c 〈力としての歴史〉と〈自然生命直接的祝祭性〉

われわれは、人間学的不均衡なる事態を精神病理学という特殊領域に隔離しておくことができなくなっている。この不均衡は惑星的規模の事態となった。われわれ、自称、他称の「正常人」は、たしかに精神医学的「疾患」には罹患していないが、全員がこの不均衡という「精神」の「病み」かたに呪われている。では、いったい、なぜ、この不均衡が惑星的規模にまで拡散し、かつ、日に日に露骨になっているのか。

主体性中毒、独自性中毒、個別性中毒に陥った個的生命体なる二〇世紀的人間を場所として、〈自然生命直接的な祝祭性〉が、これを間接化する〈力としての歴史〉を、すなわち、この衝撃から人間を保護する〈力〉を失ってしまった、そして、一見奇妙なことだが、〈自然生命直接的な祝祭性〉もまた人間を見捨てて消えてしまったからである。アポロンを失ったディオニュソスが暗闇に身を隠してしまうように。〈個的生命体の群れ〉のひたすらリアルなだけの量的強大化が〈力としての歴史〉を圧殺してしまったからである。正確を期して少し穏やかに言えば、〈力としての歴史〉がかつて果たしていた「生・それ自身」を間接化、分節化、差異化、構造化する「刺激保護」的営為が、〈個的生命体の群れ〉の強大化の速度についてゆけなくなり、〈力としての歴史〉と〈自然生命直接的な祝祭性〉のあいだに取り返しのつかない亀裂が走り、裂隙が生じてしまったのだ。そして、〈力としての歴史〉は消え去り、〈自然生命直接的・瞬間的・祝祭性〉もまた隠れてしまい、〈歴史不在〉のままに〈物象化〉された〈個的生命体の群れ〉だけが取り残されてしまったのだ。

伝統的な文化は骨董品となり、命のこもった言葉は死語となり、動物的祝祭性を帯びた

〈瞬間〉に依拠する古来の神聖なる慣習は無駄無益の一語のもとに切り捨てられる。各自的、公共的な〈いま・ここ〉には〈個的生命体〉のみが満ちあふれ、欲望と欲望対象とが絡み合う場所、技術と情報の充満する場所となるが、潜在的に持続していた〈力としての歴史〉はもう作働していない。世俗界は無数の法律に満たされているが、単純で強力な根源の「大自然」という「掟」は〈個的生命体の群れ〉を構成員とする〈リアリティだけで構成される社会〉のもとで管理される。際限もなく生み出され続けている数知れない人工的法律と機械の集合体は、〈個的生命体の群れ〉のほうに大きく傾いてしまったわれわれ大衆の不安の産物、無駄な抵抗にほかなるまい。

　言葉は「後向きの連続性」（ブランケンブルク）を失い、虚しい記号と化して宙に舞うのみであり、技術や情報と同様、古い言葉はたちまち廃棄される。言葉に力を与える〈力としての歴史〉が〈いま・ここ〉に届かないから、言葉への信頼は揮発してしまう。〈力としての歴史〉ではなく、主体を僭称する「頽落」した「ひと」、主体性中毒者の群れ、野蛮人の群れが思いつきで作り出す新奇な言葉がどうして持続的に信頼されうるだろうか。われわれの〈いま・ここ〉は人工的官能の束の間の充足によって感覚的かつ断続的に、かつ人工的に満たされるだけである。官能的欲望充足のあとは、つぎの充足が起こるまで、ほとんど離人症的なリアリティ地獄が〈いま・ここ〉を占拠してしまう。〈力としての歴史〉が作働していない以上、生活空間のリアリティがアクチュアルな、生き生きとした現のだ。

在にまで賦活されることも、至高の〈祝祭の瞬間〉が発見されることも、もはや不可能な

繰り返す。〈力としての歴史〉に見捨てられることは、すなわち、〈自然生命直接的・瞬間的・祝祭性〉をも見失うことなのだ。これは、「広さ」を完全に欠いた「高さ」が現存在を構成しえず、ポスト・フェストゥム的契機を完全に欠いたアンテ・フェストゥム的契機が人間にとって思考不可能であり、いっさいの間接化を受けない直接性が人間的生命には事実上経験不可能であるのと同じことである。この当然とも残酷とも言えるパラドクスを序章に挙げた二人は痛感していただろう。

二一世紀になって理想的な人間学的均衡を語ることは不可能な夢を見ることにひとしいのかもしれない。均衡を生きる人間にとってこそ不均衡が見えるのだろう。だが、逆も真であろう。不均衡を生きているからこそ、均衡を切実に求め、これを真摯に感受し、これを明瞭に思考することが要請されるのであり、また、この要請に応えることが可能になってきているとも言えるのである。

ビンスワンガーは「広さ」と「高さ」の不均衡からフェアシュティーゲンハイトを論じた。これはたいへん理解しやすい論である。空間的思考に基づいて事態を表象 Vorstellen しうるからである。だが、このように空間的に表象された場合、理解が容易であるがゆえに、問題となっている事態の深淵を見損なう危険がつねにつきまとう。フェアシュテ

イーゲンハイト論は、言語的に媒介された世界にさらに空間的延長性なる概念を加えている点において、著しく間接化されてしまった論であると言わざるをえない。このビンスワンガーの思考から過度の間接性を消去し、事態を生命直接的に直覚したのが木村敏なのである。木村の時間論は、ビンスワンガーの空間的思考につきまとうリアリティを極力排し、これをアクチュアリティの問題として純化している。強いて対応関係を求めるならば、「広さ」にはポスト・フェストゥム的時間構造が、「高さ」にはアンテ・フェストゥム的時間構造がそれぞれ対応すると言えるけれども、これは大した問題ではない。重要なのは木村が〝フェストゥム〟すなわち〈祝祭〉を時間論の根底に置いたこと、すなわち〈歴史〉ではなく〈瞬間〉を根底に置いたことである。それゆえ、木村の思索は、ビンスワンガーの論の変奏曲などではなく、まったく独自の次元において発見的に展開されていると考えるべきである。

しかし、私には、なお言うべきことがある。第一に、ポスト・フェストゥム的に生きる人間もアンテ・フェストゥム的に生きる人間も、木村自身が明瞭に論じるように、質的には相互に異なるにもせよ、ともども、間接化されているのであるが*、その間接化する〈力〉の根拠自体は問われていないこと。第二に、生き方の質的相違としてポスト・フェストゥム的契機とアンテ・フェストゥム的契機が示され、先に引用したように双方の「均衡（不均衡）」が語られてはいるけれども、有機体としての人間に備わる量的契機たるイントラ・フェストゥム的時間構造と右の二つの質的時間構造との連関が明瞭化されていないこと。この二つの問題に関してなお大きな謎が残されていると私には思われる。

＊「分裂病は、少なくともその西欧成人型の表現形式に関する限り、限定された自己の病態であり、言語的媒介を受けた間接性の病理である。この間接性の枠内においてのみ、ノエシス的自己とノエマ的自己、超越論的自己と経験的自己の関係が、あるいは差異における同一性としての自己性の問題が論じられる」。「世間とは、さしあたって他者の集合である。しかし、メランコリーの病態において患者自身と世間とのあいだに緊張関係が生じない限り、言い換えればメランコリー患者の病前のありかたにおいては、世間はそのまま自己自身でもある。このような、世間という形で再現前された自己の間接態を舞台として展開されるメランコリーの病態は、分裂病とまったく同様に、間接性の病理だということができるだろう」。木村敏『直接性の病理』、弘文堂、一九八六年、九頁、一二頁。

すでに折に触れて言及してきたゆえ明らかであろうが、私は、人間学的均衡とその不均衡を個々人という場所において根底から構成しているのは〈力としての歴史〉と〈自然生命直接的祝祭性〉という二つの巨大な契機であろうと考えている。〈力としての歴史〉は、すでに述べたように、「生成に存在の性格を刻印する・力への意志」であり、これは間接化の原理である。ポスト・フェストゥム的人間だけでなく、アンテ・フェストゥム的人間もまたこの原理ゆえに構成されてくるのであるが、〈個的生命体の群れ〉が独裁的に荒れ狂う〈歴史不在〉の現代において、この間接化原理の奇怪な様相は、鋭敏な感受性と慎重な思索とを求めてくるだろう。その一端には先にすでに触れておいた（第四章）。他方、〈自然生命直接的祝祭性〉は文字通りの事態であり、これは人間にとっての絶対的過去とも言うべき〈動物性〉、（〈力としての歴史〉にその都度すでに間接化され汚染されてしまっているゆえ厳密には〈反・反・動物性〉と言うべきである）、イントラ・フェストゥム性、〈瞬間〉的時間性によって特徴づけられる。具体的にはオーガスムや癲癇発作において、この事態が問題になる。これは言語的に媒介されていない、その只中にあっては、いかなる間接化も受けていない事態である。

事情がこのようであるならば、「広さ」と「高さ」の「均衡・不均衡」、ポスト・フェストゥム的契機とアンテ・フェストゥム的契機の「均衡・不均衡」という問題は、さらに深く広い次元で〈力としての歴史〉と〈自然生命直接的祝祭の瞬間〉の「均衡・不均衡」へと展開されてゆくことになる。精神病理学的に具体化するならば、「メランコリー〈と〉分裂病」という対照は、「躁鬱病・分裂病〈と〉癲癇」という対照に転ずることになる。これは正確を期すならば、「均衡・不均衡」ではなく、理念的に考えられた（実際にはありえない）〝純粋間接性〟と〝純粋直接性〟を両極とするスペクトラムとして熟慮されるべきことであろう。もちろんこのスペクトラムなる表現は言わば方便であって、これをシェーマ的に表象することは危険である（終章b、参照）。

際限なく多様な間接化が生起しているゆえ、ここで詳論することはできないが、フェアシュティーゲンハイトにおいては「自己の自己性」をめぐる間接化とその危機が異様に亢進し、〈歴史不在〉の主体性中毒にまで達する事態が問題となる。これに対して、われわれ現代人が失ってしまった真の「高さ」は、〈自然生命直接的な祝祭性の至高の瞬間〉において顕現してくるであろう事態となる。すなわち、ここまで考えてくると、人間学的「均衡・不均衡」なる問題は、人間の世界経験における間接化の質と強度にまつわる問題となって、新たにその姿を現してくるであろうことが理解される。

〈動物性〉から疎外されてしまった特殊人間的な次元においても〈個的生命体〉の爆発的な力、破壊力、野蛮かつ官能的な力はなお強大である。流血と殺戮、激情に駆られた愛憎劇はやむことがない。いつもどこかで戦争が起こっている。〈個的生命体の群れ〉は、間接化されているにもせよ、エスのような混沌たるパワーの渦巻きの産物である。それゆえ、人間を構成する力が〈生命の勢い〉のみであったなら、この特殊な種はとうの昔に地上から消滅していたことだろう。しかし、この特殊な〈生命〉の特殊性はそれが〈力としての歴史〉に絶えず所有され、間接化されて造形され続けていた点に存する。〈力としての歴史〉は目に見えない力であるが、〈生命〉に完璧かつ持続的に隷属することはなかった。

おそらくは〈生命〉自身も望んだごとく、かつて〈力としての歴史〉は〈生命〉の掟であり続け、〈生命〉にとって神聖なる「他なるもの・外のもの」であり続けた。〈力としての歴史〉と〈自然生命直接的祝祭性の瞬間〉は、対立し合い、相互に折り合いをつけながら、「均衡」を保ち続けてきた。適度に間接化された直接態を保ち続けた。これは、現代においてもなお、各人が各自の、また、他人の人生を考えるならば、さらに、民族史、宗教史、人類史を研究するならば、ひとしく理解できよう。特殊人間学的均衡は決して静的ではなく、直接性と間接性との闘争のニュアンスを帯びた、相互に隠蔽し合う動的で巨大な緊張関係である。この動的な「均衡」ゆえに〈生命体〉は〈祝祭のとき〉に〈瞬間〉的に襲われ続けつつも、各自的・個別的〈人生〉という個性的なかたちを維持しているのである。

文脈からして明瞭であろうが、私が本稿で〈生命体〉と記す場合、これは、すでに個別化済みの「ビオス」を意味する。すなわち、生きとし生けるものすべてを意味する「ゾーエー」は、いまのところ、私の念頭にはない。それゆえ、〈個的生命体の群れの勢い〉の場所は、あくまでも個別化された各自的人間であって、ディオニュソス的な個別化以前の「生・それ自身」(ヴァイツゼッカー)ではない。「生・それ自身」は〈自然生命直接的な祝祭性の瞬間〉において顕現するのみである。「ビオス」が「ゾーエー」に浸透され続けており、「ゾーエー」も「ビオス」として個別的に現象するしかないという事情は明白であるが、いまはこの事情には立ち入らない。ただ、「ビオス」と「ゾーエー」の生命論的差異だけはここではっきりと確認しておく必要がある。たとえば私が「病みゆく大衆」という場合、これは膨大な数の特殊人間的「ビオス」の群れを意味しており、「ゾーエー」に回帰できない「ビオス」の群れの悲惨と醜態のみを意味している。ただ、いかに奇妙に感じられようとも、「ゾーエー」が「ビオス」にとっての直下の〝記憶〟であるように、〈自然生命直接的祝祭性〉は〈個的生命体の群れ〉にとっての直下の〝記憶〟である、とだけは言える。私がいきなり「ビオス」と言わず繰り返し〈力としての歴史〉に見捨てられた〈個的生命体〉と表現するのは、普遍的生命論において思考するか、特殊人間学的次元において思考するか、という違いに由来するのだろう。ここにも今は明瞭に答えられない私の宿題がある（木村敏「生命論的差異の重さ」、『日本の哲学』第3号、日本哲学フォーラム編、二〇〇二年、一〇〜二八頁参照のこと）。

私は本章で、二〇世紀的人間がフェアファレンしつつフェアシュティーゲンハイトを呈しているという、じつに奇怪なる事態を考えてきた。哲学的論理の矛盾を承知で論じてきた。人間は、何かしら従来の哲学的、思想史的感受性では手に負えない生き物になりつつあるのかもしれないとすら思う。「生・それ自身」（ヴァイツゼッカー）という〈生成〉を間接化し続ける〈力としての歴史〉あるいは「力への意志」（ニーチェ）がここまで減衰したならば、既成の論理では〈自然生命直接的事態〉が純化されて顕現してくるはずである。ところが、実情はまったく異なっている。すでに論じたように、〈力としての歴史〉とともに〈自然生命直接的な祝祭のとき〉あるいは〈人間的生命の瞬間的祝祭〉もまた、われわれから剝奪されてしまった。そして、われわれ大衆自身が異様に間接化された〈個的生命体の群れ〉となってフェアシュティーゲンハイトを呈してしまっているのだ。おそらく、間接化の質が変化してしまったのである。〈自然生命直接的祝祭性〉には〈瞬間〉が、〈個的生命体の群れ〉には〈歴史不在〉が、時間論的にはそれぞれ対応するのだが、両者は峻別されなければならない。人間の世界経験を間接化してきた〈力としての歴史〉が減衰した二〇世紀、〈歴史不在の個的生命体の群れ〉が突出し、〈瞬間的な自然生命直接的事態〉は隠れてしまった。やはり、第四章で触れたように、〈力としての歴史〉とは別の何かしら異質な間接化の原理が新たに作働してしまっていると考えざるをえない。

いったい何が起こっているのか、本当のところは誰も解らないのではあるまいか？　しかし、だからこそ、思想史からの一方的な贈与によってかろうじて育ってきた、小さな、いびつな果実とも言うべき二〇世紀精神病理学が、ささやかな光源となって、この奇怪なる事態を照射すべきときがきていると私は思うのである。もしもこの義務が果たせないようなら精神病理学などという奇妙な学問は完全に消滅したほうがよいのかもしれない。

第八章　「病みゆく」ことへの抵抗

われわれは人間学的不均衡を生きている。われわれの各自的そして公共的な〈いま・ここ〉は不均衡の場なのだ。均衡の維持にせよ、不均衡の発生にせよ、そこに複数の力が関与しているのは自明である。質的かつ量的に強大化し過ぎた〈生命体の群れ〉は可視的な「もの」ではなく、目に見えない大衆的勢いである。同様に、強靭であったにせよ、はかなく揮発してゆくにせよ、〈力としての歴史〉も、いかなる延長も有さぬ不可視の力である。これらの力が関与する現存在の力学的均衡が破綻したときを、私は、二〇世紀と名づける。

「生の増大」と「歴史蒸発」（オルテガ）、この二つの契機によって、不幸なわれわれの〈いま・ここ〉は構成されている。間接化する〈力〉としての〈歴史〉をほとんど失いつつある個的〈生命〉の群れる世俗的狂態のなかで、「病み」ゆく勢いを拒否することが、果たして、われわれに可能であろうか？　われわれには、さらに重篤に、さらに醜悪に、さらに奇矯に「病む」こと以外の道が残されているのだろうか？

a　不均衡を生きる――マルチン・ハイデガーにとってのナチズム

各自的人間を舞台にした世俗的〈生命の勢い〉の異常な亢進と〈力としての歴史〉の不均衡劇、そして、〈自然生命直接的な至高の祝祭の瞬間〉の消滅。この根底的な力学の危機、破綻の予感に鋭敏に反応したのは、やはりヨーロッパ精神であった。この反応は「病んでゆく」ことの拒否という決断であった。

「しかし、西欧の精神的な力が失われ、西欧の箍が緩んでしまっているときに、そして老衰した偽りの文化が内部から崩れ落ち、すべての力を混乱に陥れ、狂気の中で窒息させようとしているときに、われわれがなおもそれを望むのか、それとも望まないかと問いかける者は誰一人いない。こうした事態が起こるか、それとも起こらないか、それはひとえに、われわれが歴史的、精神的民族としてのわれわれ自身をなおもう一度望むか、それともももはや望まないかどうかにかかっている。……しかし、われわれは、われわれの民族がその歴史的負託を果たすことを望んでいる。というのも、すでにわれわれを越えて広がっている民族の若い力、もっとも若い力は、すでにこれを決断しているからである。しかしこの決起の栄光、そしてその偉大さは、ギリシャの叡智から発せられたあの深遠かつ広範な熟慮の言葉をわれわれの中に担って行くときに初めて、われわれに十全に理解されるのである。偉大なるものはすべて、嵐の中に立つ。……」（一九三三年、強調、渡辺）（マルチン・ハイデガー「ドイツの大学の自己主張」より。ヴィクトル・ファリアス、山本尤訳『ハイデガーとナチズム』、名古屋大学出版会、一九九〇年、一四二頁参照）。

ここに一哲学者のフェアシュティーゲンハイト、高揚し過ぎたアンテ・フェストゥム的気分を見るのは容易だろう。ひとりのナチのプロパガンダを読み取る人びとが多数を占めているのも事実だろう。

しかし、私は、ここに〈われわれは病んでしまった〉という真剣かつ痛切な自覚をも見ざるをえない。〈力としての歴史〉が衰弱し、〈生命体の群れ〉は混乱のなかで「ひと」の群れへと「頽落」（この哲学者は、本来、決して相容れることのない「頽落」と「狂気」とを混同する癖があるようだが、思索の次元が「精神」であって「疾患」ではないならば、これをたんなる混同とは断じにくくなる）してゆく。「西欧の箍が緩んでしまっている」との言いまわしは、この哲学者にとっても〈歴史〉は過去の出来事のリアルな連続などではなく、われわれの〈いま・ここ〉の〈生命体・ビオス〉を輝かしく造形してくれる「現」の構成力そのものにほかならない、ということを強く示唆していよう。彼にとっても〈力としての歴史〉は、ドイツ民族の〈生命〉の「箍」あるいは「枠組」という力なのである。

質量ともに強大化しながらも混乱のなかでバラバラに拡散してしまった〈個的生命体の群れ〉を一点に集中させる力、そういう「精神」の力、〈力としての歴史〉を思い出せ、〈想起〉を決断せよ、われわれはわれわれを、われわれの「始原」を、直下の〝記憶〟を忘却してはならぬ、とこの哲学者は真剣に訴えている。彼には、ヨーロッパ精神史の、ドイツ精神史の朽ち果ててゆく様相、空洞化してゆく過程が明瞭に見えていた。この危機感は、先に引用したアメリカ参戦に際しての強い不快感表明に至るまで一貫していた。彼は、まさしく、ヨーロッパの、さらには「惑星的規模」の〈歴史不在〉に気づき、彼なりの「わが闘争」を開始した。

この哲学者の「わが闘争」は〈歴史不在の想起〉以外のなにものでもなかった。彼なりの恢復の試み以外のなにものでもなかった。この「闘争」が政治的に効を奏しえなかったことは言うまでもない。しかし、その「先駆的覚悟性」の激しさには軽視しえない力があるだろう。〈不在の想起〉における主体的能動性の苛烈さには危惧すべき構えが見えるが、彼はまた「われわれの精神的・歴史的現存在の始原の力に再び身を任せるとき」、この「闘争」は終わる旨をも語っている。やはりこの哲学者は〈歴史不在〉に抗することは〈力としての歴史〉に身を委ね〈力としての歴史〉に所有され貫かれることでもあると感知している。戦後における彼の「存在・史」思索が人間的現存在の主体的能動性を消去する方向をとっている事実も、彼が〈歴史不在の想起〉に際して過度に主体的であることの危険ないし虚偽を承知していた事情を強く示唆している。彼の「存在・史」思索は決して数千年にわたる西欧哲学史研究ではない。時間的長さなど彼の思惟とは無縁である。彼はつねに現存在を現存在たらしめている「現」の根拠を考えていたのであり、その根拠をこそ「存在」と、あるいは「存在」の力と見た。彼が思惟する「存在」の力とは、純粋にアクチュアルな〈力としての歴史〉である。そうでなければ「言葉は存在の棲家である」という彼の一貫した信念の由来は理解できまい。「全体として、ハイデガーの存在論は明白に将来優位的、アンテ・フェストゥム的な性格を帯びている」と木村敏は断定している〔木村敏「分裂病の時間論」、笠原嘉編『分裂病の精神病理・5』、東京大学出版会、一九七六年、一～三二頁以下、参照〕。まさしく妥当な見解である。が、同時にこの苛烈な存在論者が〈力としての歴史〉にゆっくりと身を委ねていった、あるいはそうしようと歩みゆく道を変えつつあったことも付記されるべきだろう。

だが、やはり、この哲学者は「全体として」アンテ・フェストゥム的に思索したとする木村の指摘の妥当性は動かせない。すなわち、この存在論者は「分裂病的に」思索したとの断案を撤回する必要はない。もちろん、こうした考えは精神病理学の次元で語るべきものではない。この存在論者が分裂病という「疾病」に罹患していたなどという見解はまったく無意味である。「精神の領域と疾患とは無関係である」（ヤスパース）ことは忘れられてはならない。

出来事は精神病理学的疾病論や症状論の手の届かない高次元で起こっている。ハイデガーというひとりの男は、「精神」の次元で「分裂病的に」、と言うことは「病み」ゆく二〇世紀精神に寄り添うように、生き、思索し、闘争し、死んだ、それだけである。この存在史家は人間学的不均衡に抗しつつも、やはり、結果として、不均衡を生きざるをえなかったとは言えよう。それゆえに、ナチズムに深く加担してフェアシュティーゲンハイトを演じたのであり、「時間性は根源的に将来から時熟してくる」といった多少とも極端なアンテ・フェストゥム的思惟を表現したのである。彼の人物像について、冷酷、卑怯、狡猾との証言が続出するのも不均衡を生き抜いた不屈の闘争的フェアシュティーゲンハイトゆえであって、「疾患」のゆえではない。彼にはポスト・フェストゥム的な周囲との同調、世俗的なものへの親和性が乏しかった。要するに彼は良識と誠実のひとではなかった、「頽落」した「ひと」への侮蔑、現代精神への著しい憎悪を抱き続けていた骨の髄からの歴史家であった、徹底的にそうであり続けた、ということが理解されればよい。

この不均衡の「精神」が二〇世紀の思想に決定的な衝撃を与えた事実のみが重要である。事態は二〇世紀精神がこの悪漢的哲学者を待ち望んでいたかのように進んだ。とりわけ、分裂病の精神病理学を論ずるにあたって、この存在史家の影響を免れた者がほとんどいなかった事実はたいへんに意味深い。分裂病と二〇世紀精神とのあいだにある「適応性」（ヤスパース）を肌で感じる必要が理解されよう。

ヤスパースが指摘するように、われわれは、いくらか狂的な「精神」に魅惑されやすくなっている。君子よりも悪漢に好奇心を抱くようになっている。自身が異邦人であるとの思いを抱きやすくなっている。理由は明白であろう。〈われわれは、わたしは病みつつある〉という漠然とした不安と不快が、均衡へ、ではなく、多少とも狂的な「精神」あるいは良識なき悪漢の思想的身振りへとわれわれを誘うのだ。不均衡はわれわれの血肉と化してしまっている。結果として、二〇世紀は愚行と蛮行、そして、狂乱と忘却の世紀となった。

しかし、ドイツの一存在史家の任務は途方もなく厳粛なものでもあった。彼は〈われわれは病んでゆく〉と痛切に自覚していたと私は思う。その「病み」かたが〈歴史不在〉に淵源を有する質のものであることも、この過度に鋭敏怜悧な男は承知していたろうと思う。それゆえのナチズム加担であり、アメリカニズム憎悪であったと私は思う。彼は〈歴史不在〉を「存在忘却」と言ったが、彼がおのれに課した任務は一貫して「存在忘却」との闘争であった。〈力としての歴史〉をヨーロッパの「現」に「将来から」打ち立てようとした孤独な革命家であった。彼の人生が幸福であったか、不幸な失敗であったか、これは分からない。二〇世紀的人間にとって幸福ということ自体、意味不明な死語と化してしまった以上、このように問うことは愚かであるが、マルチン・ハイデガーというひとりの男の人生と思索がかりに失敗であったとしても、その失敗は「病む」ことに抗する強靭な一闘士の敗北であり、これは、頽落しつつ日々を送っているわれわれ「ひと」の群れの批判の彼岸にある出来事だろう。この闘争的思索も、繰り返された「ハイル・ヒトラー」なる文言も、やはり〈歴史不在の想起〉という刻印を押されていた「精神」の身振りであったと理解されるだけで十分だと思われる。

b 受難としての〈想起〉——アーレントにとってのヴァルター・ベンヤミン

〈力としての歴史〉が〈個的生命体の群れ〉にまで届いていない、〈力としての歴史〉はもうわれわれを助けてくれない、われわれは収拾がつかないほどに混乱し分散した〈個的生命体の群れ〉として宙に浮いているだけだ、われわれは毎日初めから、ものの見かた、考えかた、生きかたを技術として情報として、学習し始めなければならない。人間が過剰なる間接化の果てに、始原のなまなましい「掟」を忘れてしまったから、信じうる言葉を忘れてしまったから……。

〈われわれは病みつつある、われわれは病んでしまった〉という自覚はこのような痛ましい実感を伴う。束の間の官能的充足、束の間の好奇心、束の間のお喋り、そして高度に技術化された暴力の遂行でこの痛みを忘れた「ひと」の群れがこの惑星に満ち満ちる。「病む」ことを自覚し、「病む」ことに抵抗し、「わが闘争」を覚悟する者は少ない。人間学的不均衡を、すなわち「歴史蒸発と生の異常な混乱」(オルテガ)がつくり出すグロテスクな傾きを自覚的に引き受けて生きんとする者は、「ひと」への頽落を拒否し、あるいは「ひと」へと頽落してゆくことができない宿命を背負うゆえに、孤独な革命家のごとき雰囲気を濃厚に帯びることになる。

ハイデガーの思索や人格について膨大な言葉が費やされているが、彼をこのように運命づけられたひとりの人間として見ることが肝要だろう。彼を二〇世紀最大の哲学者と評するのは正論である。しかしこれは虚しい正論だ。「病む」ことに抗し続けた境涯という一点において彼を見るとき、彼は、われわれにとって極めて大切な「問い」そのものと化す。同様のことはフロイトにもヒトラーにも妥当する。彼らをそれぞれに固有の「わが闘争」へと強制した事情こそが問われなければならない。二〇世紀という舞台の幕が上がってから、こんにちに至るまで、われわれには奇妙な光景が見えている。つまり、ヒトラーという異常に強力な磁極をめぐって、多くの思想家や研究者さらには政治家が、ナチズムに加担するにせよ反撥憎悪するにせよ、この狂的な磁極に励起されて各自的、個性的な「わが闘争」へと強制されている、そのような光景が見えているのである。

ナチズムの革命はたしかに「精神」の次元で「病んで」いた。「狂って」いた。高度に技術化された野蛮人の暴力と殺戮と自滅の嵐であった。だが、「今日激しく行われている戦いは、数千年の時間を繋ぎあわせ、ギリシャ精神とゲルマン精神をともに包含する一つの文化の、自らの現存在を求めての戦いという偉大なる目標を持つものなのである」〔V・ファリアス、前掲書、一三四頁、参照〕との見解がドイツ第三帝国総統その人のものである事実を知るならば、ナチズムの嵐を野蛮人の一過性の狂乱として済ますわけにはゆかないことが理解されよう。

精神史的持続の終焉、世界没落の予感というアンテ・フェストゥム的危機感は、ヒトラーという個性が捏造したものではない。特殊ドイツ的なものでもない。特殊ヨーロッパ的なものでもない。まさしく「惑星的規模」の危機感であった。この巨大な緊張ゆえにこそ、「ブラウナウから来たアドルフという名の男」の信念が数千万人の死をこの惑星にもたらしたのだ。だが、真に問うべきは、これほどまでの犠牲を払ってもなお〈われわれは病みつつある〉との通奏低音がやまぬ理由、なお一層執拗にこんにちのわれわれを呪縛している事情である。これを受難と言わずして、他に言葉があるだろうか。

本稿で私は繰り返し〈歴史不在〉そして〈歴史不在の想起〉と書き、論じてきた。これは、二つともわれわれの「病い」の名前であり、受難の言い換えなのだ。このような歴史感覚をもって生きている私にとって、ヴァルター・ベンヤミン〔一八九二〜一九四〇〕という人物は、まったく特別の雰囲気をもって私の〈いま・ここ〉の相貌を決定してくる。

ヴァルター・ベンヤミン Walter Benjaminは、ハイデガー、ヒトラーよりも三年遅れてベルリンにてユダヤ人富豪の家に生まれた。一九四〇年、ヒトラーの軍隊に追われパリからマルセイユに逃げるも船に乗れず、徒歩でピレネー山脈を越えてスペインに入ろうとするが拒否され、強制送還を示唆されて九月二六日、服薬自殺してその生涯を閉じている。享年四七歳。逃避行の遅れの一因として、彼がその膨大な蔵書、原稿類を捨て切れなかったことが挙げられている。この人物を哲学者とか評論家という肩書きで規定することはできない。学問的領域化をつねに脱出し続けた、じつに奇妙な思索者、文筆家、収集家とでも言うしかない。このような人物の出現自体が二〇世紀人の「精神の領域」の秩序崩壊を物語っている。私は、この特異な人物を全体として理解する能力をいまのところ有していないが、彼の文体から発散される雰囲気に、F{x}の次元で、濃密な分裂病親和性を、すなわちアンテ・フェストゥム的な思考、感受性、生きかたを強く感知し続けている。「かれ自身が自分の生涯をこなごなになったかけらの山とみていたことには、ほとんど疑問の余地がない」(ハンナ・アーレント)と言われる。私はふと日々私との対話に応じてくれる、いわゆる分裂病者の「自覚」のありかたを連想してしまうが、ともかく、ハンナ・アーレントほど深くこの現実検討力に乏しいひとりのユダヤ人を理解したひとは他にいないのではないか、と思う。*

* ハンナ・アーレント Hannah Arendt(一九〇六〜一九七五)。一般には政治哲学者との肩

書きで遇されている。ハノーヴァでユダヤ人の家に生まれる。マールブルク、フライブルクでハイデガーの講義を聴き、魅惑され彼と深い恋愛関係に入る。ハイデガーとの苛烈な密通関係から逃げるかのように、ハイデガーの推薦と紹介を受けて、ハイデルベルクのヤスパースの指導をも受ける。一九三三年、ナチから逃れてフランスに亡命、ついで一九四一年、アメリカに渡った。渡米の前年、マルセイユでベンヤミンの乗船に尽力したが果たせなかったことは彼女にとって痛恨事であったろう。また、アーレントが思想史的に、ハイデガーとヤスパースとを結びつける役割を担い続けていたことは事実で、また、二〇世紀精神病理学史がハイデガーとヤスパースから甚大な影響を受けて盛衰記を演じてきた経緯をも考慮すると、彼女の思想を研究することは、精神病理学の自己理解に資する可能性がある。しかし、いままでのところ、そのような視点からアーレントの思想を見た精神病理学者はいない。今後に残された課題のひとつであると私には思われるが、医師あるいは精神病理学者の任務としては困難に過ぎるかもしれない。だが、たとえば、彼女の主著のひとつと目されている『全体主義の起源』(一九五一年)には、すでに明らかに、二〇世紀人を「病理学」的に考察する姿勢が認められる。

彼女はこの奇妙な親友について書いている。

「収集家という人間像は、散策者という人間像と同様に流行遅れのものであろうが、それがベンヤミンにおいてはこのように著しく現代的に思われる理由は、歴史自体が――すなわち、今世紀の初頭に生じた伝統の破産が――すでにかれをこうした破壊の作業から解放しており、ただかれはこなごなになったかけらの山から貴重な断片を選ぶために、身をかがめればよかったからである。」（一九六八年、強調、渡辺）（ハンナ・アーレント、阿部斉訳『暗い時代の人々』、河出書房新社、一九九五年、二四〇頁以下参照）

アーレントがベンヤミンの思想的身振りに見たのは、〈歴史〉がかつて造形的な〈力〉であったこと、その〈力としての歴史〉が消滅してしまった惨状、〈歴史不在〉の廃墟に

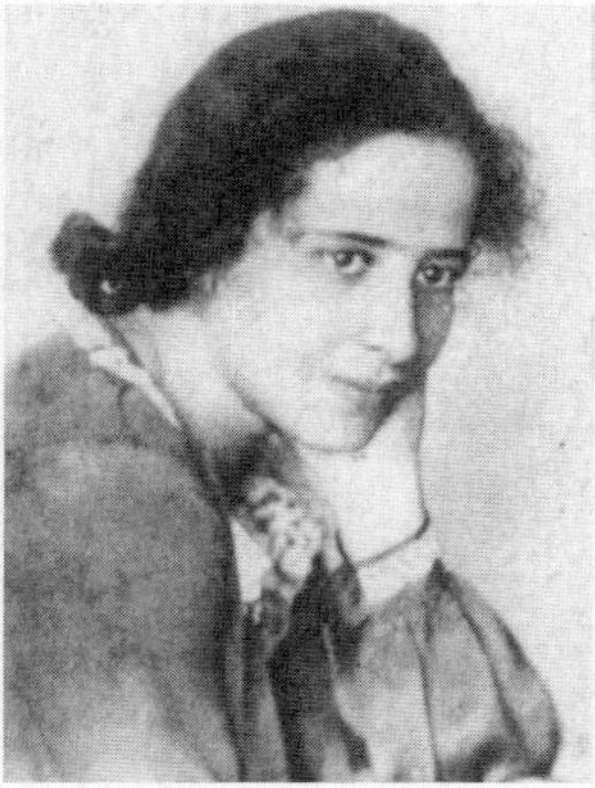

ハンナ・アーレント

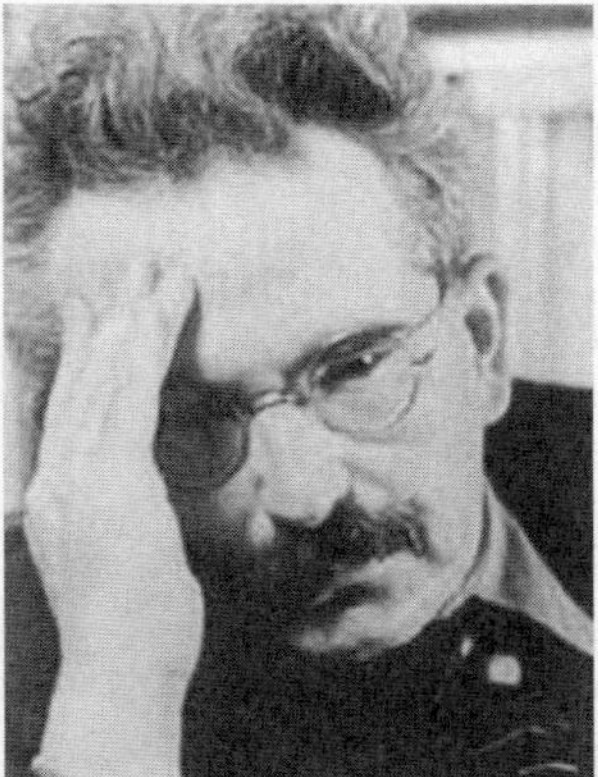

ヴァルター・ベンヤミン

ての〈想起〉が「わが闘争」としてではなく、つまり多少とも混乱した〈生命体〉の自己表出としてではなく、「こなごなになったかけら」と「言葉」の助けによってなされた光景、である。ベンヤミンの姿は受難者の祈りにも似ている。

しかし、人間的〈生命体の群れ〉の混乱が「神の発狂」と言われるまでに亢進してしまったとき、祈りに何の意味があるのだろう。

「「新しい天使」と題されたクレーの絵がある。それにはひとりの天使が描かれていて、この天使はじっと見詰めている何かから、いままさに遠ざかろうとしているかに見える。その眼は大きく見ひらかれて、口はあき、そして翼は拡げられている。歴史の天使はこのような姿をしているにちがいない。彼は顔を過去の方に向けている。私たちの眼には出来事の連鎖が立ち現われてくるところに、彼はただひとつ、カタストローフだけを見るのだ。その破局はひっきりなしに瓦礫のうえに瓦礫を積みかさねて、それを彼の足元に投げつけている。きっと彼は、なろうことならそこにとどまり、死者たちを目覚めさせ、破壊されたものを寄せ集めて繋ぎ合わせたいのだろう。ところが楽園から嵐が吹きつけていて、それが彼の翼にはらまれ、あまりの激しさに天使はもはや翼を閉じることができない。この強風が彼を、背を向けている未来の方へ引き留めがたく押し流してゆき、その間にも彼の眼前では、瓦礫の山が積み上がって天にも届かんばかりである。私たちが進歩と呼んでいるもの、それがこの強風なのだ。」(「歴史の概念について(歴史哲学テーゼ)」、一九四〇年)〔ヴァルター・ベンヤミン、浅井健二郎編訳、久保哲司訳『ベンヤミン・コレクション1』、ちくま学芸文庫、一九九五年、六五三頁。なお訳語は一部変更した〕。

いまでは有名になり過ぎてしまった文章だが、敢えていま一度読んでみたい。この文章が「暗い時代」に生きたひとりのユダヤ人の心境を吐露しただけのものではなく、「病みゆくわれわれの、「惑星的規模」の危機感の正体をより深い次元から照射していると思われるからである。ヒトラーという強力な磁極をめぐって各自的「わが闘争」があたかも星雲のごとく展開された、その史上類を見ない巨大な緊張の由来が活写されているように思われてならない、そのような文章のひとつであろう。

ベンヤミンは「歴史の天使」であり、かつまた「瓦礫の山」である。彼自身の名が「カタストローフ」だと言ってもよい。なぜ、ベンヤミンという名のカタストローフがおとずれたか。〈歴史〉が「死者たち」と「破壊されたもの」にかたちを与える持続する〈力〉を失ってしまったからである。〈力としての歴史〉が、すなわち「歴史の天使」の〈力〉が神のごとく十分に強いのであれば「死者たちを目覚めさせ、破壊されたものを寄せ集めて繋ぎ合わせる」こともできよう。しかし、われわれの〈いま・ここ〉を造形し「生き生きとした現在」にしてくれる力はもうない。われわれは「廃墟」にとり残される。さらに言えば、われわれがその都度すでに「瓦礫の山」なのだ。「カタストローフ」の名に真にふさわしいのは、われわれであり、二〇世紀的人間の精神的相貌なのである。

なぜ、このようなことが起こってしまったのか。「歴史の天使」の〈力〉を、〈力としての歴史〉を圧倒し圧殺する「強風」のゆえである。では、この「強風」の力の正体は何であるか。〈個的生命体の群れ〉の勢いそのものなのだ。われわれという〈生命体の群れ〉が奔流となって、われわれにかたちを与えてくれる〈力としての歴史〉を圧倒し、押し流してしまっている。あるいは〈力としての歴史〉に見捨てられて、われわれは、まさしく狂ったように迷走し始めている。ここに描かれているのは、われわれがわれわれ自身を解体し、「瓦礫」化してゆくプロセスにほかならない。〈生命〉としての人間が〈歴史〉としての人間をこなごなに砕きながら前進してゆく光景が見えてくる。

われわれは、各自的に、おのれの姿を、ときに「強風」において、ときに「瓦礫の山」において、そしてごく稀に「歴史の天使」において見出す。われわれもベンヤミンと同様、引き裂かれている。私はこの光景のなかに、われわれの「病み」ゆくプロセスを見ざるをえない。世俗化された〈生命体の勢い〉に酩酊した〈群れ〉に翼をもぎ取られつつある〈力としての歴史〉、という残酷な不均衡を見る。〈歴史不在〉の無惨な現場を見る。〈歴史不在の想起〉が敗北する必然を見る。〈力としての歴史〉と〈自然生命直接的な大いなる祝祭のとき〉が、ともども、消え去り行く光景をも見ざるをえない。「歴史の天使」は何も〈想起〉できていない。「歴史の死相」の〈想起〉と言うなら、むしろそれは「病み」ゆく、「狂って」ゆく人間「精神」への「哀悼」とするほうがよい。われわれはここまで到達してしまっている。

〈力としての歴史〉が、個別化された〈生命体〉の〈いま・ここ〉のかたちと動きを限定する「掟」の力が、「最古の言葉logoiによって構築されている・祖先の館」（ベンヤミン）＊の〈力〉が、われわれ〈生命体の群れ〉に届かなくなったとき、〈歴史不在の想起〉は完璧な失敗を決定づけられる。屍と化した人間精神に対する哀悼だけが残るだろう。そして哀悼の意を表する者たちすらも「カタストローフ」の渦に巻き込まれて消滅してゆく。「楽園から吹いてくる強風」との表現は、フェアシュティーゲンハイトを呈し続ける大衆的〈生命体の群れ〉の哄笑と狂乱ぶりを示している。

＊アーレント、前掲書、二四二頁参照。ここに示した文は、一九二四年にベンヤミンがホフマンスタール宛に書いた手紙のなかの一節であるが、私の本文においては表現語順を変更した。ちなみにベンヤミンの数少ない理解者のひとりであったフーゴー・フォン・ホフマンスタール（一八七四〜一九二九、父がユダヤ人）の作品『チャンドス卿の手紙』に「……「精神」「魂」あるいは「肉体」といった言葉を口にするだけで、なんとも言い表わしようもなく不快になるのでした。……ある判断を表明するためにはいずれ口にせざるをえない抽象的な言葉が、腐れ茸のように口のなかで崩れてしまうせいでした。……すべてが部分に、部分はまたさらなる部

分へと解体し、もはやひとつの概念で包括しうるものはありませんでした。個々の言葉はわたしのまわりを浮遊し、凝固して眼となり、わたしをじっと見つめ、わたしもまたそれに見入らざるをえないのです。それははてしなく旋回する渦であり、のぞきこむと眩暈をおこし、突き抜けてゆくと、その先は虚無なのです」という有名な文章がある。ここからアンネ・ラウの離人症地獄は遠くない。エポケーをじかに生き続ける地獄は遠くない。「最古の言葉logoi」が瓦礫の山に埋もれて行く危機感はベンヤミンとホフマンスタールに共有されていただろう。『チャンドス卿の手紙』は早く一九〇二年に発表されているが、ここにも「精神の領域」(ヤスパース)、F{x}の次元(ミュラー・ズーア)における分裂病親和性が読みとれる。ちなみに、ホフマンスタールは一九〇六年(三二歳)から「エポケーの哲学者」たるフッサール(四七歳)と交流し始めている。不気味な「精神」の連鎖反応と言うしかない。「今世紀の初頭に生じた伝統の破産」(アーレント)が正確な事実認定であり、勝手な感想ではないことが分かる。〈歴史不在〉そして〈歴史不在の想起〉という宿命は、たしかに、二〇世紀固有のものなのだろう。ホフマンスタール、檜山哲彦訳『チャンドス卿の手紙』、岩波文庫、一九九一年、一〇一頁以下参照。

では、「歴史の天使」は無惨な絶望のみを告げてくるのであろうか。ベンヤミンの言葉は受難者の祈りに尽きるのであろうか。もしそうであるならば、彼の言葉がどうして「病み」ゆくわれわれにかくも魅惑的に伝わってくるのか理解できない。彼を「歴史の天使」からのみ考えるのは危険である。「大部分引用句から成る作品を書くこと——想像しうる限りの気ちがいじみた寄木細工の手法——」（アーレント、前掲書、一九六頁）を最大の誇りとするような奇妙な人間に〈歴史〉がどのようにメタモルフォーゼして〈力〉を発揮してくるか。これを透視して美しい文章を残してくれたのは、やはり、アーレントである。

「こうした思考は現在に触発されながら、過去からひき離して自分自身のまわりに集めることのできる「思想の断片」をもってはじめて機能する。海底に穴を掘りそこに光を当てるためにではなく、豊かなものや不思議なもの、すなわち海底深く横たわる真珠や珊瑚を梃子でゆるめ、それらを海面にまでもたらすべく海の底へと降りて行く真珠採りのように、こうした思考も過去の深淵へと探究の手をのばす——しかしそれは過去をあるがままによみがえらせるためでも、また消え去った時代の再生に役立つためでもない。こうした思考を導くものは、たとえ生存は荒廃した時代の支配を受けるとしても、腐朽の過程は同時に結晶の過程であるとする信念、かつては生きていたものも沈み、溶け去っていく海の底深く、あるものは「海神の力によって」、自然の力にも犯されることなく新たな形に結晶して生き残ると言う信念である。こうして生き残ったものは、いつの日か海底に降りて来て生あるものの世界へと運び上げてくれる真珠採りだけを待ち望むのであり、「思想の断片」

も「豊かで不思議なもの」も、そしておそらくは不朽の根源現象でさえもその中に数え入れられるであろう」(強調、渡辺)(アーレント、前掲書、二四七頁)。

「海神の力」は〈力としての歴史〉の美しいメタファーである。この力が世俗的な〈個的生命体の群れ〉のありとあらゆる混乱を浄化し「結晶」を創り出す。ベンヤミンは「まとまった過去」という幻影を破壊する革命家であり、同時に、〈歴史〉が「結晶の過程」であるとの信念をもつ収集家、「真珠採り」である。「伝統」の破壊は彼にとって〈想起〉の前提であった。このパラドクスは受難としての〈想起〉という孤独な思想史的身振りを理解するにあたって銘記されなければならない。

アーレントにはこの奇妙な友が「歴史の天使」ではなく、「真珠採り」に見えた。つまり、彼女にはベンヤミンが〈自然生命直接的祝祭のとき〉に至ったと見えたのだろう。しかし、「歴史の天使」が苛烈なまでに突きつけてくる〈歴史不在〉の光景を私は忘れることができない。ベンヤミンの仕事も、極めて特異ではあるが〈歴史不在の想起〉という一面を有している以上、その〈想起〉が彼自身言うように「気ちがいじみた」質を帯びるのは不可避であったろう。〈想起〉それ自体が革命であり受難であるような友の姿を見つつ、そこに「海神の力」を招き入れたのはアーレントの祈りだったと思われてならない。アーレント自身が〈祝祭性〉とはまったく無縁の〈歴史不在〉の地獄を生き抜いたひとなのだから。

c　均衡を求めて——ピエール・クラストルの感受性

一九四〇年六月、ヒトラーはパリに入城した。三ヶ月後、ベンヤミンはフランスとの国境に近いスペインの小村で、逃亡に疲れて服毒自殺した。「歴史の天使」は「強風」に吹かれて均衡を失って「瓦礫の山」にのみこまれた。

総統はひとりのユダヤ人の自殺など知ることもなかった。国家権力は殺人と忘却以外の何もできぬほどに精神的に「病んで」いた。電撃戦の軍司令官にして絶滅収容所設立者がおのれをイエス・キリストの再来と思い込むほどにこの「強風」は狂っていた。おのれの進撃が歴史であると信じ込むほどに「思い上がって」いた。だが、怒号する総統を「悪」と、「歴史の天使」を「善」と言っても無意味だろう。国家が、その権力が、「カタストローフ」の原因であり、また、「カタストローフ」の結果でもある、そのような「病み」からたから目をそらしてはならない。「今世紀の初頭に生じた伝統の破産」（アーレント）ゆえに〈個的生命体の群れの勢い〉が野蛮な暴力のパワーと化してしまった経緯が忘れられてはならない。〈力としての歴史〉の〈不在〉の実感は、われわれが歴史を新たに創造しなければならぬという狂的な覚悟性を生む。この覚悟を最も迅速に実現するのは暴力だ、という極めて合理的かつ狂的な信念を一貫して押し通した点で、ヒトラーは権力の極北に立つ男であった。彼は、西欧的思考が内包するフェアシュティーゲンハイトが必然的にカタストローフに至ることを最も明瞭に実演した極度に合理的な野蛮人であった。

しかし、西欧的思考は、「進歩」という「強風」のゆえの野蛮とはまったく別の「野蛮」にも遭遇している。〈真に野蛮なのは誰か？　われわれこそ真に野蛮なのではないか？〉という問いが西欧的思考のなかから現れてすでに久しい。ナチズムを「一なる民族、一なる帝国、一なる総統」という観念と決断に支配された、「精神の領域」における最大規模のフェアシュティーゲンハイトの露骨極まる具現であると見るならば、「病みゆく大衆」への問いは、〈国家という名の病みかた〉への問いに接続してゆかざるをえまい。じっさい、二〇世紀精神病理学にとって、この〈国家という名の病〉への問いは、最終的に立てられる問いではなく、あらゆる問いに先駆して発見されるべき根源的な問いであったのかもしれないとすら思われてくる。だが、このような問いを精神病理学のなかに求めても無駄であることはすでに明白である。

一九六三年、パリ生まれのひとりの若い民族学者が南米インディアン部落で見た、そして聞いた「野蛮人」たちの情景は不可思議な魅力をもっている。

「首長は何を言うのか。首長の言葉とは何か。それは、まず何よりも儀礼化された行為で

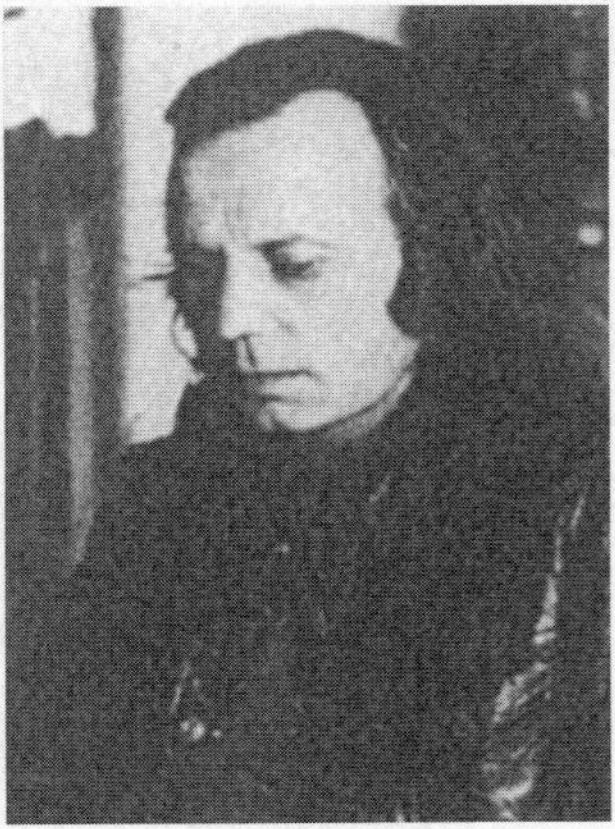

ピエール・クラストル

ある。ほとんど毎日欠けることなく、払暁あるいは薄暮の中で指導者は集団に対して言葉を向ける。ハンモックに横たわるか、自分の火床の傍らに坐って、首長は声高に、期待された語りを行う。確かに聞きとられるためには声に力をこめなければならないのだ。実際、首長が語る時、静かに耳を傾ける者も沈黙もない。だれもがごく平静に、何ごともないかのように、それぞれの仕事に励み続ける。首長の言葉は、耳を傾けられるべく発せられるのではない。首長の語りに注意を払う者はひとりもいない、という逆説。いやむしろ、注意を払わぬふりなのか。首長が、首長として語ることを強いられているとすれば、彼が語りかけている人々は逆に、それを聞いてはいないかのように装うことを強いられているのだろうか。

人々は、ある意味では何も失いはしない、とも言えよう。なぜなら、首長は文字通り、多くの言葉を費やしながら何も言わないのだから。彼の語りの要点は、既に幾度も繰り返された、伝統的生活規範の賞揚である。「われわれの祖先達は、彼らしい生き方をして幸せであった。彼らの範に従い、そうすることでわれわれも平安に暮らそうではないか。」首長の語りはほぼこれだけのことに尽きる。とすれば、この語りが人々をかき乱すことがないというのもうなずけよう」(一九七四年、強調、ピエール・クラストル)〔P・クラストル、渡辺公三訳『国家に抗する社会』、水声社、一九八七年、一九〇頁以下参照〕。

ここで、人類学者ないし民族学者と一応は見なされるピエール・クラストル(一九三四〜一九七七)に言及するのは唐突なことと思われるかもしれない。しかし本稿の論旨において ナチズムという〈国家という名の病〉が見え始めている以上、さほど唐突とは言われまい。

「それはこれから読もうとしているクラストルにおいても、非常に激しいかたちで国家をもつ「文明社会」を相対化しようとする作業として現われていますし、彼が「自民族中心的発想」と呼ぶような偏見についての批判としても出てくる。その「発想」というのは、一つは社会はいつでも国家の庇護のもとにあるという観念、国家とともにあるのが社会だという先入観といっていい観念です。もう一つは、歴史というのは野蛮から文明へと進んでいくのだという論理。そういう進化の観念にもとづく同化を内包する歴史観、つまり歴史主義です。……」〔市村弘正『読むという生き方』、平凡社、二〇〇三年、一四六頁以下参照〕

思想史家たる市村弘正には、「国家」に依存することによって〈病んでゆく〉「社会」、「社会」をおのれに依存せしめることによって「社会」を解体し自身も壊死してゆく「国家」の現状が明瞭に見えていることだろう。

クラストルが批判しなければならぬと感知した「発想」が、狂的な「精神」と化して苛烈なまでに、しかも最大規模で現実化したのがドイツ第三帝国を含むことは言うまでもない。この人類学者は〈病理学的〉眼差しを「国家」と「社会」の関係に向けていた。ただし、引用されている市村の文章で使われている病的なまでにリアルな「進化の観念にもとづく同化を内包する・歴史主義」と本稿における純粋にアクチュアルな〈力としての歴史〉が時間論的にまったく異質である事情については熟慮されたい。

野蛮人たちの高貴な知恵について、クラストルは書いている。ここで彼がヒトラーのパリ入城のとき、パリに不在であった可能性はあるにもせよ、すでに六歳になっていたことは知っておいてよい。

「首長は何を言うのか」とはじまるクラストルの文章に戻ろう。郷愁に近いものを感じるのは私だけだろうか。私の身に沁みるのはたんなる感傷ではない。センチメンタリズムとはまったく無縁なクラストルの静かな記述はわれわれの感傷など許さないだろう。「病んで」しまったわれわれのグロテスクな傾きを、静かに、しかし的確に描き出す力が伝わってくる。ここには、権力の言葉、命令の言葉がない。〈個的生命体〉が群れ騒ぐ猥雑な言葉がない。フェアシュティーゲンハイトの言葉がない。このような無益で、そして途方もなく豊かな静寂をわれわれは忘れてしまった。命令する言葉の騒音がないと虚無を感じ不安になってしまうほどに文明国家の「ひと」の群れは「病んで」しまった。命令する言葉を剥奪された首長の語りは、その内容空虚さのゆえに〈力としての歴史〉に、すなわち「故地の言葉」に純粋に所有されている。野蛮人の首長の語りと「総統」の激烈な演説とのコントラストはあまりにも鮮明である。北欧の野蛮人と違って、南米の野蛮人たちは「言葉の暴力」などとは比較にならぬほどに、特殊人間的な〈個的生命体の群れ〉から発せられる言葉、〈歴史不在〉の言葉、〈暴力的革命の言葉〉あるいは〈命令する主体的権力の言葉〉が危険であることを熟知している。

「この権力の拒否に自らの全体を賭けているのは、文化そのもの、自然からの差異の上限としての文化そのものに他ならないのだ。そしてまた、文化は自然に対し常に変わらぬ深さをもった否認をつきつけはしないだろうか。拒否におけるこの同一性からわれわれは、これらの社会が権力と自然とを同一視していることを発見する。文化は、権力と自然両者の否定なのだ。それも、両者が、文化という第三項に対してもつ関係——否定的関係——の同一性のみを共有する、相互に異なった二種の危険という意味ではなく、文化は権力を自然の再出現として把握するという意味での否定なのだ」（強調、渡辺）〔クラストル、前掲書、五六頁以下参照〕。

クラストルの感受性に応じた「文化」が本稿における〈歴史〉あるいは〈力としての歴史〉に、また、「権力と自然」が〈生命〉つまり〈個的生命体の群れの勢い〉にひとしいことは明瞭である。

われわれは階級闘争の歴史を、権力と権力の闘いの歴史を、国家と国家の闘争の歴史を、結局は個対個の闘争の歴史をのみ歴史と見なすことにあまりにも慣れ過ぎてしまった。これは各自的個人から国家に至るまでを貫通する同一不変の「一」なるものへ向かおうとする衝動である。「一」なるものを求める欲動の軌跡こそが歴史であるという幻想は、われわれの身に沁みついてしまった。同一性原理をめぐる争奪戦の連鎖、個的身体存在の所有権をめぐる私闘の連鎖から国家と国家の主導権をめぐる政争と戦争の連鎖に至るまで、真の「一」なる勝者は誰であるかを決する闘争の跡のみを歴史と見なす悪癖はわれわれの身に深く沁みこんでしまった。これは、しかし、同一不変の主体性の存続を求める〈権力・自然・生命体の群れ〉が生み出す幻想ゆえの、最も低次元の、暴力至上主義的な歴史の概念だろう。「生の異常な混乱」と「瓦礫の山」以外の何ものをも残さない、過度にリアルな〈反・反・動物性〉に支配された、倒錯した歴史の概念である。

「とりわけて宗教的で、数世紀にわたって、未完成の大地に服従することを誇り高く拒むことに固執してきた人々、霊的な存在の位に伍することを欲するまでにもの狂おしい自恃を保ってきた人々グアラニ・インディアン」（クラストル、前掲書、二一六頁）には、われわれが慣れ親しんでいる歴史概念が理解できないだろう。もしも理解できたとしても、彼らはこのような歴史概念を危険な悪、愚劣な「思い上がり」の結果として否定するに相違あるまい。彼らは「二」を求めて放浪する。「神・人間」、「人間・神」を求めて旅を続ける。彼ら自身が「他なるもの」であるような「彼らの真の故地」を求めて放浪を続ける。「真の故地」と「最古の言葉によって構築されている・祖先の館」（ベンヤミン）は、私のなかで強く共鳴する。表現は異なっていても、指示されているのは、やはり、〈自然生命直接的祝祭性・至高の瞬間〉と〈力としての歴史〉の見事な「均衡」にほかならないからである。

彼らが「国家」に抗し、「権力」に抗し、「自然」に抗し、〈個別化された生命体の群れ〉に固有の獣性に抗し続けるのは、まさしく彼らの「文化」（クラストル）の強靭な力に支えられてのことである。彼らの「もの狂おしい自恃」は特殊人間的な〈個的生命体〉に固有の「思い上がり」ではない。「真の故地」に至れ、「一」を捨てよ、と語り続ける〈力としての歴史〉と〈静かなる祝祭性〉に支えられて、彼らは、彼らの一挙一動を、生活慣習を、人生を、おのれの死を、すなわち彼らの〈生命〉を全的に律し続けるほどに謙虚なのだ。彼らは過去に身を委ねる感傷家の群れではない。〈いま・ここ〉で「神の言葉」に「耳を傾ける」、小さな場所に生きる稀有の〈歴史的祝祭性そのもの〉なのだ。

「国家に抗する社会」には「一」の争奪戦の連鎖としての「思い上がった」歴史はない。しかし「国家に抗する」〈力としての歴史〉に豊かに満たされている。「一」を求め「一」たらんと欲する闘争が言わば「忘却・史」に過ぎないことをわれわれ文明人、つまりわれわれという野蛮人は痛感しているのではないか？　しかし「一」をめぐる戦争と私闘をやめるすべを忘れてしまっているのではないか？　われわれ「強風」が「瓦礫の山」以外の何ものもつくり出せないのはもはや明白ではないか？　「一」なる主体たらんと欲する闘争が〈歴史不在〉のゆえの狂的な「思い上がり」、フェアシュティーゲンハイトへとわれわれを追いこんでしまったのも明白ではないか？　さらに、〈力としての歴史〉も〈自然生命直接的祝祭性〉も、もうわれわれを助けてくれないとの不安から、〈歴史不在の想起〉という奇矯な主体的覚悟性、主体性中毒が生じてくる光景が二〇世紀の文明国に満ち溢れて、この世紀の「精神」的相貌を決定してしまったのも、これまた明白ではないか？

二〇世紀に現れた野蛮人の群れは、貧困で私的な過去に身を委ねて感傷的な郷愁に耽るという「病み」かたに、そして、空疎な法律で捏造された猥雑で巨大な社会のなかで、身分証明書なしでは生活できないという「病み」かたに、さらに、盲目的に突進して〈歴史不在〉を強化するという「病み」かたに、呪縛されてしまった。偉大な〈歴史的使命と生命の祝祭性〉を感受すべき人生全体が「一」をめぐる感覚的私闘の場と化してしまった。われわれはアイデンティティという空疎な呪文、硬直した役割同一性の護符に踊らされ、縛られるだけの、かたちのない記号つきの〈個的生命体の群れ〉にまで堕落してしまった。グアラニ、グアヤキの民が「病み」ゆくわれわれを救済することはありえない。われわれの暴力がこれら少数の高貴な人びとを殺害してしまったからだ（一九七二年）。しかしこの「民族虐殺」がかりに起こらなかったとしても、彼らにわれわれを救う力を求めることなどできまい。極度に技術化された野蛮人の群れ、〈歴史〉という「籠」（ハイデガー）、あるいは「真の故地」を喪失してしまった獣的な〈生命体の群れ〉にとって、いまは亡き高貴な野蛮人の「精神」は、もはや到達不可能な「問い」と化してしまっているのだから。

第九章 〈歴史〉は病まない、ただ消え去るのみ

「人間が歴史をつくるのか、それとも、歴史が人間をつくるのか?」という問いが立てられることがある。この問いは、鶏が先か、卵が先か、という問いと同類と見なされて、さしたる意味のない問いとされがちである。この問いを「わたしが歴史をつくるのか、それとも、歴史がわたしをつくるのか?」と求心的に具体化しても事情はたいして変わるまい。やはり、鶏と卵の話になってしまう。あるいはそういう話にして問い自体を消去したがる傾向が、われわれにはある。つまり「人間(わたし)が歴史をつくり、かつまた、歴史が人間(わたし)をつくる」のだ、これが唯一の妥当な答えだ、というところに問いを着地させたがる。しかし、問うことのこの怠慢が〈歴史不在〉そして〈歴史不在の想起〉と名づけられた窮地にわれわれを追い込んでいる以上、この問いは改めて、もう一歩踏み込んで、真剣に立てられ熟慮されなければならない。

「歴史」の意味が熟慮されなければならないのだ。まず、この問いには、二つのまったく

相容れない「歴史」がひそかに組み込まれていて、われわれを騙している実情を知るべきである。

「人間が歴史をつくる」という場合、人間は能動的な行為者すなわち創造者、破壊者そして変革者である。人間は主体的であり、その生きかたの構えは、アンテ・フェストゥム的である。アンテ・フェストゥム的覚悟性がいつもフェアシュティーゲンハイトに至るとは限らぬが、革命家は革命が成就する瞬間まで革命家であって、革命が達成された途端にただの「ひと」に頽落してしまうように、〈祝祭〉のあとの凡庸化は避け難い。能動的に「歴史をつくる」行為者ないし行動家は祝祭の「高み」にとどまることができない。彼に従ってきた大衆が主役となり、彼は落下して終わる。こうして「つくられる歴史」は出来事の連続以外の何ものでもない。この出来事の連続としての「歴史」は感覚的に経験される事件の連鎖であり、起こった事柄の順序に基づいて、時期的に分節される。そしてこの分節は人間の悟性の宿痾とも言うべき空間的思考によって、延長を有するものとして図式化される。要するに、出来事の連続としての「歴史」は過去世界の偽造コピー、図表としてのみリアルに物象化されて思考される。

それゆえ、「人間が歴史をつくる」との命題の背後には、行動家としての、不必要なほどに主体的な人間、破壊者としての野蛮人、新体制創造者としての思い上がった人間、変革者としての衝動人、出来事の意志された連鎖、企てられた結果、思考可能な延長を有する時間などの、多少とも現実遊離した観念群がひそんでいる。残されるのが記念碑か骨董品か分からぬが、これらが延長を有する過去図表のなかに据え置かれることになる。そして常識的な「歴史」の観念とは、まさしく、このようなものなのである。

ところが「歴史が人間をつくる」という命題においては「歴史」の概念が一変する。ここでは「歴史」は、精神的に持続する伝統であり、生ける「わたし」と「自然な自明性」あるいは「枠組」(アンネ・ラウ、ブランケンブルク)とが相互に浸透し合うことを可能にしている目に見えない〈力〉であり、その都度の〈生命体〉を特殊人間的さらには特殊個性的に造形し限定づける〈力〉そのものである。この〈歴史〉は人間の生活世界の習慣総体を根底から持続的に規制する「掟」のごときものである。これは、リアルな一個の〈生命体〉である没個性的生物体をアクチュアルな〈歴史〉的主体にまで限定しつつ間接化し、構成的に賦活する〈力〉だと言ってもよかろう。

じっさい、アンネやI氏の証言からも明らかなように、〈個的生命体〉は、〈力としての歴史〉なしでは、何をするか分からない、あるいは、何もできないような代物である。してよいこと、してはいけないこと、できること、できないこと、話しかた、書きかた、タイミングのとりかた、愛しかた、愛されかた、要するに、いつ誰と(誰に)何をどうしたらよいか、〈個的生命体〉は知りようがない。個別化された〈生命体〉が〈力としての歴史〉抜きで感知するのは、自身がそれであるところの〈生命体〉の安全と危険、原生的な快と不快くらいだろう。

しかし、〈力としての歴史〉は躾や教育の影響と混同されてはならない。躾や教育を根底から可能にしている〈力〉こそが〈歴史〉なのだ。

「……周囲の状態が現実ではない。モトになるものが分からない。本当の力を貸してくれない。ボクは動けない。自分の行動をどうしたらよいのか教えて下さい。日課を教えて下さい。社会のきまりというものが分からない。毎日、死に追い込まれています。頭とからだが死んだようになって動けなくなってしまう。自分が消されちゃう、宇宙が終わるんです。……」(私が主治医であった分裂病者T氏の訴えのうちで聴取可能であったものの一部)

ここに躾や教育の問題を読みとることなどできはしない。もちろん、いわゆる〈生命力の衰弱など論外である。T氏は壊れたロボットのように激しく暴れまわり叫び声を発し続ける若いエネルギッシュな男性なのだ。だが、彼に可能だったのは、叫声を発すること、壁に頭や拳をぶつけること、他人を殴ること、口唇で他人に吸い付くこと、ギクシャクと脚を進めること(歩く、とは言えない)、あぐらをかいて上半身を一日中揺らし続けること、排泄すること、窒息するまで食べ物を口腔内につめこむこと、なのだ。

「私はいろいろなものとの関係をなくしてしまったのです。……現実のうちにとどまることがとてもむつかしいのです。毎日毎日、新たに、はじめからやりなおさなければなりません」（アンネ・ラウ）、「……人間生まれますね、生まれてから現在に至るまで記憶あるでしょ、ボク、無いでしょ、間違ったことだけやっちゃいます。記憶力がなくなって、憶えているんだけど、よくわかんない、……ものごとのスジがわかんない、……憶えているけど記憶してない、憶えているけど経過がわかんない……人生のこと忘れるんです」（私が主治医である男子分裂病者K氏の訴えの一部）、「精神っていうか体っていうか、何か大切なものが欠けている。自分自身をつなぎ止めるものが短いようで……時間ですね。……ポツポツとちぎれてる。……固めるもの、時間がないから体が変に動いて……」（I氏）。

すべての言葉を詳しく（再）提示したい思いにかられる。それほど、アンネとI氏、さらにK氏やT氏の訴えは酷似している。逆に言えば、このなかのひとりだけの言葉でも〈力としての歴史〉に見捨てられた個的で孤独な〈生命体〉の悲惨を、そして、われわれもそこに近いところまで接近してしまっていることを、明瞭に教えてくれているのである。

四人が四人とも日常動作、日常行動の困難そして不可能あるいは失敗を訴えている点、特に留意されねばなるまい。ここには「歴史が人間をつくる」という命題における「歴史」の〈不在〉の帰結が痛ましいまでに鮮明に露呈している。この「歴史」は、行動家が引き起こす事件のリアルな連鎖などではなく、個的かつ共同的〈生命体〉の〈いま・ここ〉の特殊人間的なかたちと動きかたを刻一刻と造形し続ける〈力〉そのものなのだ。この力は目に見えない。感覚的に経験できるものではない。延長を有さぬアクチュアルな〈力〉、「海神の力」(アーレント)とでも表現するしかないような、潜在的な、〈力〉としての〈歴史〉なのだ。

しかし、潜在的な、〈力としての歴史〉には何の神秘もない。この〈力〉は〈生命〉がおのれを限定するために、狂乱しがちなおのれを縛るために制作した「掟」にほかならない。礼楽刑政の道にせよ、モーセの掟にせよ、これらは、生きることに失敗した〈生命体〉の群れがまさに命を賭けて失敗の意味を知り、制作し体得した人間の条件、実践的な要請から制作されたルール、「現」の直下の〝記憶〞のごく最近の例にほかならない。

だが、この〈力〉は数千年あるいは数万年まえに作られた過去の遺産だと安易に考えられるべきではない。人間は、赤子として感覚的・直接的環境のなかに濃密な〈動物性〉を帯びたまま、生み落とされる。が、同時に、他者の言葉のざわめきのなかにも生み落とされる。世界を差異化・意味分節化・間接化するこの他者の言葉、〈言葉という他者〉が〈死者たちの言葉〉を直下の〝記憶〞としていることは自明であろう。われわれは、生まれ落ちた途端に〈自然生命直接的事態〉と〈力としての歴史〉とのあいだの巨大な緊張のなかに置かれているのである。〈力としての歴史〉は、実際のところ「過去」概念も「現在」概念も超えている。「生きられる過去」も「生きられる現在」も貫通している。

また、〈力としての歴史〉は、発生の原初的根拠という点においては、人間という特殊な〈生命体〉がおのれを限定するために体得したものであるゆえ、〈個的生命体の群れ〉という激流に永遠に拮抗しうるほどのものではない。この〈力〉は、人間が人間であり続けることを保障するには、かなり脆く危うい〈力〉なのだ。この危うさが露呈してしまったがゆえに〈歴史不在〉そして〈歴史不在の想起〉という二〇世紀精神の危機ないし破局、あるいは既成の精神病理学などの手におえない危機的な事態がこの惑星を覆ってしまったのである。

論を戻そう。「人間（わたし）が歴史をつくる」との命題は〈生命〉的、革命的、破壊的、アンテ・フェストゥム的な「思い上がり」から、さらに「一」をめぐる私闘の連鎖から生じてくるが、「歴史が人間（わたし）をつくる」との命題は、まさしく〈歴史〉的、創造的、造形的な、ほとんど宗教的と言ってもよい〈力〉を受容する謙虚から生じてくる。この謙虚な生きかたは、小さな場所、静寂、伝承と神話への傾聴に通じる。ここには「歴史なき人々の歴史」（クラストル）がひそかに息づいている。

前者の生きかたは〈生命〉的主体性、〈生命〉的同一性への衝迫が主宰する生きかたであり、後者の生きかたは〈歴史〉的主体、〈歴史〉的存在の明証性を受容する生きかたである。熱狂的人間と有るか無きか分からぬ静かな人間の対比がここにある。そして民族虐殺は、いつも必ず、〈生命〉的で文明化に酔った野蛮人の群れが慎ましく〈歴史〉的に生きる少数者の小さな場所を地上から抹殺するというパターンに従って反復される。ここには高度に技術化された獣的破壊本能の暴力的勝利と高貴な「精神」の敗北とが明瞭に見てとれるだろう。この光景は、あたかも、〈歴史不在〉に陥った「権力（自然・生命の勢い）」が、〈力としての歴史〉の静かな持続を、神秘的とも言いうる〈大いなる祝祭のとき〉を、「文化」を、嫉妬し憎悪しているかのような、あるいは、〈個的生命体の群れの勢い〉が、おのれを規制している〈力としての歴史〉に復讐しているかのような印象を与える。

〈個的生命体の群れの勢い〉が〈力としての歴史〉に復讐する、というこの箇所の文章を書くに至って私はたいへん似たフロイトの文章を思い出した。すでに引用したが敢えてもう一度ここで短く再録しておきたい。反復熟読すべき重さを十二分に有している文章だからである。

「……こんにち極めて露骨にユダヤ人憎悪を示しているすべての民族が歴史時代もかなり経過してからはじめてキリスト教徒になった事実、しかも多くの場合、流血の惨をみる強制によってキリスト教徒にさせられた事実が忘れられてはなるまい。これらの民族はみな「粗末に改宗させられた」のであり、キリスト教徒という薄いうわべの飾りの下で、彼らは野蛮な多神教に忠誠を誓っていた彼らの先祖と何ら変わらないままであった、と言ってよかろう。……」〔S・フロイト、渡辺哲夫訳『モーセと一神教』、ちくま学芸文庫版、一五六

頁参照〕

再読して、改めて、古代エジプトで起こったアートン神へのアモンの神々の復讐、モーセの神へのヴォータンの復讐、ユダヤ民族へのゲルマン民族の復讐、モーセへのヒトラーの復讐、ハイデガーへのアメリカニズムの復讐、さらには、フロイトへのユングの復讐などが連想される。ここに政治的、イデオロギー的整合性は見出せない。事態は極めて錯綜し、一見したところ矛盾に満ちている。しかし、〈歴史〉への〈生命〉の復讐という次元まで降りてゆくなら出来事の深部が見えてくるだろう。もちろん、念のために記しておくが、この復讐は〈歴史不在〉なる事態を前提としてのみ言いうることであって、ここで、〈力としての歴史〉への〈自然生命直接的祝祭性〉の復讐、などということは絶対に考えてはならない。そのようなことはありえないのである。この二つの原理の関係はアポロンとディオニュソスとの関係のように感受されなければならない。

〈われわれは、「精神」的に「病んで」いる〉との思いは、このような深い源泉から生じてきている。機械文明ゆえに、市場経済ゆえに、過剰情報ゆえに「病んで」いるなどと言って済ますことができないほどに深いところから「病んで」しまったのだ。

二〇世紀、われわれは「神の死」ならぬ「神の発狂」を「病んで」いる。「神の発狂」

は、すなわち、〈生命体〉の発狂、〈個的生命体の群れ〉の奔流による〈力としての歴史〉の虐殺、にほかならない。この虐殺とまったく同じことがほかならぬ各自的で孤独な人間という不均衡の場において起こっている事実をはっきりと教えてくれているのが分裂病者と名づけられた人びとなのである。

〈歴史〉を殺害してしまった〈生命〉は〈歴史不在〉に陥って「発狂」する。「権力・自然」、すなわち〈個的生命体の群れ〉の激流が、〈不在〉となった〈歴史〉ゆえに、フェアシュティーゲンハイトに陥る。この事態と、精神病理学が分裂病中心主義に呪縛された経緯とは決して無縁ではない。二〇世紀、いわゆる「正常人」と分裂病者は同じ運命を共有している。〈歴史不在〉において、〈歴史不在の想起〉という、敗北を決定づけられた闘争において、個々の「ひと」、精神病理学者、精神分析創始者、ナチズム加担者、高度の技術と膨大な情報のみで武装した野蛮人の群れ、鋭敏な歴史感覚を身につけた少数の思想家、そして分裂病者は運命共同体となっている。違うのは〈想起〉の仕方、闘争の方法と激しさのみでしかない。

われわれは〈歴史不在〉という牢獄に、純粋〈生命〉人として投獄された。あるいは、能動的に、「先駆的覚悟性」（ハイデガー）をもってこの牢獄にとびこんでしまった。「今世紀初頭に生じた伝統の破産」（アーレント）ののち、すなわち、〈個的生命体の群れ〉が〈力としての歴史〉を破砕してしまったのち、われわれは巨大な不均衡を生き続けている。

さらに、いまや、不均衡を生きていること自体を忘却して生きている。繰り返す。いま、〈個的生命体の群れの狂乱性〉ならぬ〈自然生命直接的な祝祭性〉という人間の根拠はどこへ隠れてしまったのだろうか？

われわれは、恢復のためにではなく、「病んで」しまったわれわれの「精神」の相貌を知るために、改めて、いわゆる分裂病者の生きかたを凝視するときにきている。彼らは「ひと」として「頽落」する能力に恵まれた文明的野蛮人から見るならば、失敗者、敗北者なのだろうが、その闘争する姿の鮮明さゆえに、われわれに、狂的になりかつまた狂的になったことを忘却してしまったわれわれ大衆に、失敗の意味、敗北の意味を教えてくれるかもしれない。「一」をめぐる私闘の残酷と虚しさを教えてくれるかもしれない。「病む」ことなく消え去っていった〈力としての歴史〉を哀悼することができるようになるかもしれない。けれども、そこに、哀悼以上のことを期待するのは幻想に過ぎないと思うのは私だけであろうか？

第一〇章 「病む」ことの自乗を生きるひとたち

この章は、これまで論じてきたことの要約のためのものである。それゆえ反復が多い。しかし、繰り返し確認すべき事態であると思われるゆえ、敢えて書き留めておきたいと思う。

現代精神医学の約束事である「疾病」としての分裂病ではなく、「精神」としての、二〇世紀に人間を襲った巨大な不均衡と同じ次元にある分裂病性の事態が問われなければならない。狂的に「病んで」しまったわれわれと分裂病性の〈生命〉との共振の強度、そして、双方の「病み」かた、「狂い」かたの質的な差異がともに問われなければならない。

われわれの「病み」かたは〈歴史不在〉、あるいは〈個的生命体の群れ〉のフェアシュティーゲンハイト、さらにはアンテ・フェストゥム的に前のめりになってやみくもに突進し続ける、「精神」なき技術的野蛮性、と言いうる。これは「疾患」でも「症状」でもない。医学的言説では理解できない、二〇世紀的人間の、歪んでしまった「精神」的相貌そのものである。

それゆえに私は、精神病理学という学問が出発点において失敗すべく運命づけられたことを論じ、「現在では人々は精神分裂病になろうとしているといえる。しかし……精神分裂病になろうと努力することは不可能である。なぜなら、それは必然的に真実ならざるものに導くから」(ヤスパース)との証言の真意を問い、精神病理学が分裂病に魅せられてしまった理由を考え、分裂病中心主義の敗北の必然を確認するという、言わば医学のメタ・レヴェルに踏みとどまらざるをえないのである。また、それゆえに、大衆の「生の異常な混乱」にも、エス論者フロイトが最晩年に至ってはじめてユダヤ民族の〈いま・ここ〉を決定づけているモーセの掟の途方もない〈力〉に気づいて困惑、戦慄した事情にも、さらにナチズムの謎にも、私は否応なく眼を向けざるをえなかった。

私は必要もなく問題を大きくしたわけではない。〈歴史不在〉という小さな言葉、首都圏内の一精神病院内の小さな場所で痛感し続けた〈歴史不在の想起〉という孤独で悲惨な闘争に私が巻き込まれて発した小さな問いが、じつは巨大な謎への問いであった、私の予感を越えた大きなポテンシャルを秘めていた、それだけのことである。

この惑星に生きるすべての人間が「ひと」となって頽落し世俗的欲望という名の惰眠をむさぼっているわけではないだろう。鋭敏な歴史感覚を与えられたがゆえに、惑星的規模のフェアシュティーゲンハイトに気づいた少数の人びとはもちろんいる。マスとしての過度にアンテ・フェストゥム的な緊張の連続に疑念を感じて孤独に生きる道を選んだ者も少なからずいるだろう。

しかし、各自的な歴史感覚が「精神」の危機を感知しても、どうにもならぬほど〈歴史不在〉の事態が進行してしまっていることは事実として確認されざるをえなかった。〈歴史不在〉に覚醒しても、もう〈歴史という力〉は助けてくれない、戻ってきてくれない。このような各自的覚醒は絶望に至るしかあるまい。〈歴史不在〉の世界でこの〈不在〉自体を忘却して飛び回る、高度の技術のみを身につけた野蛮人の群れを諦念をもって呆然と眺めるしかあるまい。妙なことだが〈歴史不在〉という事態は、私には、無底の空洞のようにも、破砕しえない強固な岩盤のようにも感じられる。

だが、〈歴史不在〉という「病んだ」岩盤を破砕せんとする者がいる。もちろん、この者たちは意図的に岩盤を粉砕すべく決断したわけではない。素朴な意味での無意識的衝迫が彼らをこの岩盤破砕行為へと強制するのだ。この破砕行為に魅せられた人びとを、頽落した「ひと」の群れは、分裂病という「疾患」に罹った病人だ、価値のない狂人だと言う。しかし絶対にそうではない。深く「病んで」いるのは「ひと」であって、分裂病性の「精神」は、「病んで」しまったことから恢復せんとする孤独な「わが闘争」へと強いられた者たちに固有の構えなのだ。

この分裂病者たちの「わが闘争」は〈歴史不在の想起〉というかたちをとらざるをえない。それゆえ彼らは孤独な革命家と呼ばれるのがふさわしい。彼らの闘争は政治的革命でも経済的革命でもない。心理学的革命でも宗教革命でもない。「わが革命」、幻覚形成や妄想形成という一種の修復過程を通じての〈歴史という力の不在〉を充塡せんとする闘争なのである。リアルな〈生命〉的個体からアクチュアルな〈歴史〉的主体へと変身せん、生命性と歴史性の不均衡を、直接性と間接性の不均衡を是正せんとする衝迫だといってもよかろう。アンネ、I氏、T氏、K氏らの地獄のような世界を思い起こしていただきたい。

しかしながら、ここには厄介な事情がつきまとう。まず〈歴史不在〉という〈病んだ〉岩盤は、言うまでもなく厖大な数の〈個的生命体〉が群れ集い独裁する舞台である。この岩盤を破砕することにかりに成功したとしても、そこにはじつのところ〈不在〉の空洞がぽっかりと口を開けているだけである。〈力としての歴史〉はもう蘇ってこないのだ。人間の〈生命〉のかたちと動きかたをきちんと限定し、〈歴史的・主体性〉という絶妙の均衡を生き抜く素朴な良識のひとを間接化しつつ造形してくれる〈力〉はもう現れない。岩盤の下には「最古の言葉によって構築されている・祖先の館」も「存在の棲家としての言葉」も「真の故地」もない。「瓦礫の山」しかない。「生ける死者たちの助け」はもう望めない。累々たる屍と廃棄物しかない。それゆえに〈不在の想起〉は、あるいは幻覚と妄想による擬似的な来歴捏造、誰にも理解できない新たな言語と論理の制作となり、あるいは離人地獄の発見となる。例示されたいわゆる分裂病者の証言は、地獄との表現がたんなるレトリックではないことを物語っているだろう。アンネとT氏は自死した。I氏はこれまで二度、自殺を企図した。K氏はすべての力を使い果たしてしまったかのように呆然と日を送っている。この無惨な事実が分裂病者たちの「わが闘争」の悲劇的かつ必然的な帰結をはっきりと示している。〈力としての歴史〉を抹消した〈個的生命体の群れ〉の勢いは、この抹消ゆえに強靭になるのではない。方向を喪失し、バラバラになって、飛散し、完璧に敗北するしかない。この〈勢い〉は、何を欲望しているかを知らない欲望の〈勢い〉として現象するしかない。

さらに、〈歴史不在の想起〉における〈想起〉の構えが悲惨である。日常、われわれは〈わたしは想起する、わたしが記憶している、わたしは思い出した〉などと言い考えているが、これは「頽落」した、質の悪い、低次元の「思い上がり」である。〈想起〉の主体は決して〈わたし〉ではない。「伝承」あるいは「掟」(フロイト)が、〈力としての歴史〉が、死者から他者へ、他者から〈わたし〉へ、という言葉の一瞬一瞬の贈与が、「現」の直下の〝記憶〟が、〈想起〉の主体として、〈いま・ここ〉の〈生命の勢い〉である各自的人間に、依拠すべき根拠の〈力〉を〈想起〉せしめるのだ。

論理の前提はまるで異なるが、これは、真の想起主体、すなわち「抑圧されたものの回帰」の主座は、じつのところ、自我ではなくエスだ、との考えとパラレルである。これまで何度も〈力としての歴史〉が〈個的生命体〉の〈いま・ここ〉のアモルフな勢いを造形する、構成する、限定する、間接化する、根拠づける、と書いてきたが、これらはじつは〈想起〉させることなのだ。〈いま・ここ〉の〈生命〉が〈歴史〉化されることなのだ。

それゆえ、〈力としての歴史〉の〈不在〉を前提としての〈想起〉は原理的に不可能と言わなければならない。「思い上がった・ひと」のいっさいの〈想起〉努力はその倒錯ゆえに空を切る。リアルな記憶知識の集積という「瓦礫の山」が巨大化しても、根拠的な「箍」(ハイデガー)は〈想起〉されない。「後向きの不連続性」(ブランケンブルク)からの恢復は不可能である。こうなると「ことばのちゃんとした意味の感覚がなくなってしまったのです」(アンネ・ラウ、強調、渡辺)という苦痛も〈不在の想起〉の必然的帰結となろう。I氏の言葉もK氏の言葉も、あるいは支離滅裂となり、あるいは造語に満ちた音声となって途絶する。T氏にあっては、だんだんと話すこと自体が不可能になってしまった。T氏が死の直前に発した「話さないと死ぬんだぞ!」という叫びは〈歴史不在〉との苛烈な闘争に致命的に敗北したTという名の解体した高貴なひとつの〈生命体〉の遺言のように思われてならない。

〈力としての歴史〉から〈いま・ここ〉に贈与される、言わば受動的な〈想起〉、「現」の直下の〝記憶〟、これらは〈生命体の群れ〉を間接化しつつ個性的に造形する〈力〉の異なった言いかたに過ぎないということを、分裂病者は、この〈力〉から最も激烈に排除されてしまったことによって、われわれに教えてくれている。日常の「時間意識」などという概念は、視聴覚などと同様に、この〈力〉からリアルで貧困なる悟性が二次的につくりだした「ひと」の一つの〈生命〉機能の名に過ぎない。

では、〈不在〉の〈想起〉は端的に無なのか。「精神」の死、〈生命〉の事実的な、そして無駄な死に至る過程に過ぎないのか。そうではない。これは、精神病理学ではなく分裂病者が証言していることだ。

「私に欠けているのは何でしょう。ほんのちょっとしたこと、ほんとにおかしなこと、大切なこと、それがなければ生きていけないようなこと」（強調、ブランケンブルク）

アンネ・ラウは人間という謎めいた生きものにとって決定的なことを〈想起〉しているではないか。フッサールよりもはるかに苛烈に〈想起〉しているではないか。彼女は「私に欠けているのは、きっと自然な自明さということなのでしょう」とも言っているが、肝要な点は、人間が人間になるのは、じつにきわどい、綱渡りのようなことなのだ、〈生命の勢い〉と〈力としての歴史〉の闘争の場である現存在が現存在になるのは一瞬一瞬の命賭けの営為なのだ、という〈想起〉が起こっている事実にある。頽落して騒ぎまわって一生を終えるわれわれ「ひと」の群れとはまったく異質な人間がここにいる。彼女は、命と引き替えに、人間の条件、根底的な条件を〈想起〉し、それを指し示しつつ死んだ。彼女は、自力で、自身を場所として荒れ狂う孤独な〈生命体〉に終止符を打ったのである。

アンネは主体的である。主体的に過ぎる。〈生命〉だけで〈生命〉に人間としてのかたちを与えようとするほどに主体的だったからだ。この異様に苛烈な、強力に過ぎる主体性をもたらしたのが〈歴史不在〉という「病み」かた、小さな〈生命体〉でしかない人間的擬似主体が真に大いなる主体たるべき〈力としての歴史〉の代役をつとめるというフェアシュティーゲンハイトであることは明白である。彼女は〈歴史不在〉を「病み」つつ、さらに敗北を運命づけられた〈歴史不在の想起〉へと突入していった。すなわち、彼女は〈不在〉において「病み」、〈不在〉に抗する〈想起〉においてさらに深く「病んで」ゆく。彼女は「病む」ことの自乗を生きて、人間が人間になるための根底的な条件を指し示しつつ、過剰な主体性でもって自殺を決断し実行して果てたのだ。

アンネ・ラウをみると「主体性の喪失」などという精神病理学の常套句が安易に使えないことが分かるだろう。主体的にならんとする苛烈な覚悟性自体が「病む」ことなのだ、あるいは、過度に強い主体性こそ「狂的に病んだ精神」の構えだとも考えられるからである。〈生命〉が〈生命〉自身の力で特殊人間的に個別化された現存在になりうるか？　われわれは改めて問わねばなるまい。人間は〈生命〉だけの〈勢い〉で人間になれるのか？　世界は世界だけの力で世界になれるのか？　アンネの答えは、「いな」である。来歴の力に支えられ、〈力としての歴史〉に所有されて、はじめて人間は人間になれると彼女は承知している。それゆえ「限界を見つけること、それがおとなになることなのです」と言う。彼女は個的人生の有限性の必要を痛感している。「限界」とは〈生命体〉を特殊人間的にする、間接態に固有の限定力の意である。ブランケンブルクはアンネの自殺において「現存在の有限性を無理やりにでも獲得しようとする意志」を見るが、これは慧眼である。「限界」がないから、〈力としての歴史〉がないから、彼女は主体的・能動的に〈想起〉せんとして失敗し、主体的に「限界」を設定せんとして自殺した。私はT氏においてもI氏においてもまったく同じ覚悟性を感知した。「限界」の確固たる存在を〈生命体〉に知らしめるのは〈力としての歴史〉のみである。このアクチュアルな〈力〉の〈不在〉ゆえに、アンネは〈生命体〉として過度に主体的になりゆくという方向に「病んで」ゆかざるをえなかった。主体性の過剰、これがアンネという名の「精神」の傾斜してしまった構えであり、この過剰は自身の〈生命体〉の事実的消去という最後の手段によってしか除去できなかった。彼女における主体性の過剰、自殺をも含めた〈生命〉の過剰との闘争、これは静かな、たいへんに孤独なフェアシュティーゲンハイトと言ってよいだろう。これは「思い上がり」とは訳せない。〈力としての歴史〉の拘束力がはずれてしまった、それにもかかわらず（それゆえに？）、〈自然生命直接的祝祭性〉に没入する可能性をも剝奪されてしまった、孤独な〈生命体〉の「傾斜してしまった上昇」と直訳すべきだろう。

二〇世紀、分裂病の精神病理学は、「主体性の喪失」のみを論じてきた。これは分裂病者を「精神」の次元においてではなく、言わば「自我機能欠損者」として、すなわち「疾患」の次元において三人称的に取り扱い続けた当然の帰結である。ドイツの精神病理学者、ヤスパースの実質的後継者たるクルト・シュナイダーの自我障害論(分裂病診断のために第一級の意義をもつと考えられる諸症状の提言。最初の論文は一九三八年に公表された)はアメリカニズムに受容され、世紀末、惑星的規模で流布する分裂病診断基準となった。「精神」の「疾患」化というプロセスには加速度がついているが、われわれの「精神」が分裂病に寄り添うように「病んで」ゆくときにこそ、このようなプロセスは、本能的にかすかな差別を好む「ひと」の群れの欲求にふさわしいことなのかもしれない。

しかし、そろそろ反省したほうがよいのではあるまいか。われわれも、すでに、破壊されてしまった〈社会〉でしかない擬似共同体のなかで、主体性の過剰に苦しんでいるのは明瞭ではないか? 無駄な私闘を激しく演じ続けるようになったのは明瞭ではないか? 高度技術と膨大量の情報のみを身につけた、ひたすらリアルなだけの野蛮人として「思い上がって」いるのは明瞭ではないか? しかし、いかなる反省もしないということが「ひと」の本質に属する以上、期待すること自体が滑稽なのかもしれない。

二〇世紀末、人間が誇りに思うのは「頽落」能力の大きさだけになってしまった、との印象を私は禁じえない。かつて、特殊なイデオロギー集団を別にすれば、フェアシュティーゲンハイトは孤独な狂人、奇人、変人に固有のものであった。ところが、いまや、「ひと」の群れが、日常世界にどっぷりと浸かった頽落した集団がこぞってフェアシュティーゲンハイトを呈している。そして、われわれはこのグロテスクな光景の観客ではなく、この醜悪なる舞台の主役なのだ。このような事態は前代未聞である。人類は、かつて、このような「病み」かたを経験したことがない。

頽落不能を刻印づけられた、あるいは頽落を拒否し続ける狂的な「精神」が、分裂病として「疾患」化されつつもなお、「ひと」の群れに突きつけてくる問いは、このような光景への問いにほかならない。この問いは、アンネというひとりの女性からのみ発せられているわけではない。I氏からも、T氏からも、K氏からも、まったく同じ問いが発せられている。さらに多くの分裂病者を示しても彼らの発する問いの根本が揺るがないことを私は知っている。が、私にできるのはこの問いに答えることではない。問いをより明瞭にすることだけである。

要約してみよう。〈個的生命体の群れ〉の奔流を特殊人間的に間接化し構成する〈力としての歴史〉が、相対的ではあるがほぼ致命的に減衰したとき、この〈個的生命体の群れ〉は「ひと」という姿をとって、主体性の過剰というフェアシュティーゲンハイトに至り、過度にアンテ・フェストゥム的になる。〈生命と歴史の乖離〉は、二〇世紀初頭に起こった〈個的生命体の群れ〉の爆発的な強大化と猛スピードによって〈力としての歴史〉

あるいは「現」の直下のアクチュアルな〝記憶〟が置き去りにされた、あるいは生き埋めにされたゆえに生じた事態であるが、この乖離は分離ではなく不均衡と理解されるべきである。結果として、われわれは〈歴史不在〉の〈個的生命体の群れ〉と化してしまったけれども、人間が人間になるための根本的な条件への希求はやむことがなかった。

危機に覚醒した少数の「精神」の構えは、必然的に〈力としての歴史〉を〈想起〉せんとする意志となる。しかし、〈力としての歴史〉は主体的、能動的、意志的な〈想起〉によって復活するようなものではない。人間学的均衡を贈与してくれる〈力としての歴史〉が復活するとするならば、われわれは大いなる主体である〈力としての歴史〉に受動的に所有され貫通されなければならないからである。だが、これは、いまとなっては希望を全的に剝奪された者の希望であろう。「精神」の構えは〈歴史不在の想起〉という狂的なものにならざるをえない。過剰な主体性に呪縛されて「思い上がって」しまったわれわれ野蛮な「ひと」は〈力としての歴史〉に所有される謙虚な受動的感受性と完璧に切り離されてしまっているからだ。〈歴史不在の想起〉は壊れたレコード盤のように「わたし、わたし、わたし、……」という空疎な記号音を発しつつ空転するのみである。結局のところ、〈歴史不在の想起〉という主体的営為は〈個的生命体の群れ〉のフェアシュティーゲンハイトと同義になる。この絶望的な事態に直面して、なおかつ孤独な「わが闘争」をやめぬ者を、われわれは分裂病者と呼ぶ。しかし、もしも「分裂」との言葉が残るとするなら、この言葉は、〈個的生命体の群れの歴史不在性〉と〈自然生命直接的な瞬間的祝祭性〉とのあいだに、〈個的生命体の群れの歴史不在性〉と〈力としての歴史〉とのあいだに、「分裂」が生じてしまったとの意でなければならない。〈自然生命直接的な瞬間的祝祭性〉と〈力としての歴史〉のあいだには「分裂」は生じない（終章参照）。事情はディオニュソス的原理とアポロン的原理のあいだに「分裂」など生じえないのと同じである。「分裂」の〈場所〉がこのようであるゆえ、われわれと分裂病者はまったく同じ運命を共有していると考えざるをえない。

では、「病み」ゆくわれわれと分裂病者の実社会的な相違はどこにあるのか？ 二〇世紀、〈歴史不在〉は、かつてナチの存在論者が嘆息したごとく、惑星的規模に拡散してしまったのではないか？ そうであるならば、相違は消えてしまうのではないか？

その通り、と答えるしかない。われわれは「歴史蒸発、存在忘却、伝統の破産、瓦礫の山、国家に抗する民の大量虐殺、エス論信仰（創始者だけは除く）、分裂病に魅せられた精神病理学、アメリカニズム、過剰なる主体性の讃美、高度技術とリアルな記憶表象だけで武装して私闘を演じ続ける野蛮人」などさまざまの言葉で表現されるように〈病んで〉いる。すべてが、フェアシュティーゲンハイトの原因であり、また、フェアシュティーゲンハイトの結果である。われわれは〈歴史〉的アクチュアリティにもはや賦活されえない〈生命体〉的リアリティを生きていると言ってもよかろう。大衆の狂乱と離人現象は、ともにリアリティ地獄を生きる点において、ほとんど同じであろう。

ほとんど同じではあるが、まったく同じではない。これは「病み」ゆくわれわれが、なお頽落能力を保持しているからだ。「ひと」となって没個性的な技術駆使と情報収集と忘却の日々を送る能力をもっているからだ。これは、われわれの強さではない。〈個的生命体の群れ〉が〈力としての歴史〉を借りずに独力でかろうじて生き長らえている、迷走している、意味もなく騒いでいる、それだけに過ぎない。「頽落」能力だけが「正常」の条件であるような奇怪な時代にわれわれは突入してしまった。しかも突入したのは一〇〇年もまえのことである。孤独に群れる〈個的生命体〉の離合集散過程、依拠すべき根拠を見失った「ひと」の「瓦礫」化は加速している。

〈歴史不在〉を生きている点で、病理の視点から見ても、われわれと分裂病者は、やはり、運命共同体であろう。しかし、〈不在〉という岩盤（空洞）の上で頽落して生きるか、この岩盤を破砕して人間が人間であるための根底的条件、人間が究極的に依拠すべき根拠を〈想起〉せんとして孤独な革命的闘争を開始するか、ここで、われわれと分裂病者は袂を分かつ。

だが、「現在では人々は精神分裂病になろうとしている」（ヤスパース）という言葉は、ここで重みをもって回帰してくる。たしかに、われわれと精神分裂病者は相互に、無意志的に、近づきつつあるようだ。双方のあいだに働いている斥力が引力に変化しつつあるとの印象がだんだん強くなる。すべての証拠を示すゆとりはなく、反復も多くなるので短く述べるが、精神病理学が分裂病に魅せられて高揚し、破綻してゆく過程、奇矯な理想形成と高度に技術化された暴力の行使によって二〇世紀の「精神」的相貌を決定づけてしまった「総統」がこんにちなお大衆の注目の的であり続ける事実、ナチズムへの深い関与というフェアシュティーゲンハイトを演じ、一貫して極度にアンテ・フェストゥム的、過度に主体的な「精神」の構えを維持したひとりの存在史家が二〇世紀最大の哲学者として大衆にもてはやされ続けている事実、モーセとの邂逅に魅せられて〈力としての歴史〉を感受するに至ったエス論者の孤独な英雄的苦悩が不当に無視され、ヴォータン元型の復活に陶酔したかのような言動を繰り返したスイスの分析心理学者がインテリ風の大衆のブームになっている現状、社会が不毛な私闘の場と化し、社会生活自体を恐怖しこれを回避することで「小さな、小さな、来歴なき主体」を維持しようとする人間が急増しつつある事実、自殺者の激増など、身の回りに起こっていることを考えていただきたい。すべてが〈歴史不在〉の不安と〈歴史不在の想起〉というフェアシュティーゲンハイトに淵源することは明瞭である。

〈不在〉の岩盤（空洞）を破砕（充塡）して能動的〈想起〉を先駆的に覚悟し、「わが闘争」に突入する過度に主体的な人間は、あたかも大衆の巨大な「頽落」能力を憎悪するかのように現れ、「ひと」の群れを魅了し、「ひと」の群れを侮蔑し、「ひと」の群れを回避し、「ひと」の群れを抹殺せんとする。そして、「ひと」は、強力な人間になるという、永遠に到来しないチャンスを夢想しつつ生き長らえている。「ひと」は〈歴史不在〉を「病み」ながら、群れとして、かろうじて生き長らえ、分裂病者は、この〈不在〉を〈想起〉するという自乗された「病み」かたを命懸けで生きている。「病み」ゆくことが自乗されていないから「正常」だ、自乗されているから「異常」だ、などと言えようか？〈力としての歴史〉の敗北、〈祝祭性〉の消滅、そして〈個的生命体の群れ〉の異常な突出と混乱、これは回避しえないことかもしれない。〈生命の勢い〉だけで捏造された主体性の過剰というグロテスクに歪んでしまった事態をいかに収拾するか、これは二〇世紀の人間「精神」が分裂病性「精神」へと結晶化してゆく過程の途上で見出さざるをえなかった最も大きな問いかもしれない。

第一一章　精神病理学の潜勢力

ひとつの学問が消滅しつつある。いな、もうすでに消滅してしまったのに、消滅したこと自体が忘却されているだけかもしれない。

私見だが、この学問の寿命は一〇〇歳に満たなかった。これまでも、ある学問あるいは学派が生まれ、強力になり、衰えて死んでいった例はあるだろう。しかし、まとまりをもった伝統的学問のなかの一学派の栄枯盛衰ならともかく、一個の独立した学問自体が、誕生から消滅までおおよそ七〇年、生き生きとしていたときがおおよそ五〇年という寿命の短さは例外的ではあるまいか。ひとりの人間の人生とほとんど同じくらい短いのだ（七〇年という期間は、ヤスパースの『精神病理学総論』初版が現れた一九一三年からアメリカニズムの診断マニュアル、DSM・Ⅲが出た一九八〇年までを、五〇年という期間はフロイトが『自我とエス』を刊行した一九二六年から木村敏が『時間と自己』を刊行した一九八二年までを考えている。これは私見であり各人が任意に変更しうるものだが、根本的な訂正は不要であろう）。

精神病理学という学問の短命ぶりは注目に値する。よほどの事情があったと思われる。おのれに固有の「祖先の館」をもたず、おのれに固有の言葉をもたず、借り物だけでやりくりしてきたこと、狂的な「精神」とその変貌のスピードについてゆくための迅速な自己改革を怠ったこと、物理学を唯一の範とする強迫観念から自由になれず、おのれの学としての合理性に要らざる疑念を抱き続け、「疾病」論と「症状」論に明け暮れたことなどがこの学問の短命の理由として考えられるが、これらの事情はなお皮相なものである。精神病理学は「精神」を見失ってしまった。〈力としての歴史〉を見失ってしまった。それと同時に〈生命〉の〈反・反・動物性〉をも、〈祝祭性〉をも〈瞬間性〉をも見失ってしまった。この単純明快な事態が、この学が内側からすみやかに腐朽していったプロセスの根本的理由であり、また、必然的帰結であった。しかし、単純明快な事態がいつでも単純明快な力動から生ずるとは限らない。じっさい、この出来事の背後にはじつに複雑な、気づかれにくい事情があった。

a 二〇世紀的人間を襲う「浮力」について

われわれは、奇妙な「浮力」を受けている。人間は、まさに惑星的規模で、フェアシュティーゲンハイトを呈している。これは、信頼するに足る複数の証言によれば「二〇世紀初頭に」始まった、人類がこれまで経験したことのない事態である。

われわれが受けている「浮力」は、「歴史の天使」（ベンヤミン）が受けている「強風」の力と似ている。問題の肝要な点は、精神病理学の本格的な形成と、この学が分裂病中心主義に呪縛されながら展開されていった過程、そして、われわれの「精神」を総じて「上方に」押し上げる奇妙な「浮力」の発生と増強の過程が、ほとんど同時的に併行して進んだという事実に存する。「現今、精神分裂病に罹った多くの優秀な人々がその病期の作品によって時代に影響を与えていることは注目すべき事実である」（ヤスパース、一九二六年）と始まる貴重な証言は、いまや、別様に解読されうる。つまり、「浮力」を受けて「不安定を感じつつある」二〇世紀的人間「精神」が、時代を超えてコンスタントに存在し続けていたと観念されている分裂病的「精神」に親近感を抱き始めたのではなく、われわれを襲い始めた「浮力」が人間「精神」の構えを総じてもってフェアシュティーゲンハイトへと誘惑し、アンテ・フェストゥム的「精神」へと変形せしめた、とも解読できるのである。そして、頽落能力に恵まれた「ひと」が高度の技術と膨大な情報のみを身につけた文明的野蛮人となり、頽落能力に恵まれなかった「わたし」が分裂病的人間になっていった、と考えることもできる。そうであるならば、時代精神と分裂病の「適応性」は、「想像できる」（ヤスパース）どころか、二〇世紀的人間にとって必然的帰結だと考えられねばなるまい。なぜなら、文明的野蛮人の群れと孤独な分裂病者は、われわれを襲い始めた奇妙な

「浮力」が生んだ双生児なのであるから。このとき、双方を分ける頽落能力の大小あるいは有無は、人間的自由の本質という最奥の問題に属することであって、解答らしきことを軽率に論ずべきでない点はしっかりと確認されるべきであろう。じっさいのところ、ヤスパースの証言もよく読むとこの一連の事情をかなり強く示唆しているのだが、この碩学に固有の禁欲的慎重さのゆえに曖昧な感想文のようになってしまっただけに過ぎない。ところが、この事態に直面して、精神病理学は致命的な失敗をおかしてしまった。この学は、謎めいた「浮力」が生み出した一結果としての分裂病性現象にのみ注目し、「生の異常な混乱」の本態を一顧だにせず、分裂病性「精神」を浮き彫りにしたこの「浮力」そのものへの問いをまったく発しなかったのである。この肝要な問いを発したのは、これまで述べてきたように、鋭敏な歴史感覚をもった少数の思想家、歴史家だけであった。この事実は、一個の学の使命という視点から見るならば、精神病理学という学の完全な失格、与えられた任務に対する自覚の欠如あるいは無能力を意味する。

この「浮力」の正体が〈力としての歴史〉を置き去りにして(この〈力〉に見放されて)突進する〈個的生命体の群れ〉そのものであり、この「浮力」に抗する〈力〉のひとつが本稿の意味における〈力としての歴史〉であることは明白であるゆえ、繰り返し論じる必要はないだろう。〈力としての歴史〉は、〈言葉という他者〉の引力であり、〈生ける死者たちの言葉〉という引力であり、〈死者と生者の共同的祝祭性〉に基づく引力であり、各人の〈いま・ここ〉の「精神」が投錨すべき海底からの引力、「海神の力」（アーレント）であり、精神史がもつ固有の〈重力〉であり、「現」の直下から人間に垂直に作用してくる〝記憶〟の〈力〉、「現」が依拠すべき根拠としてのアクチュアルな直下の〝記憶〟の〈力〉にほかならない。すべては、われわれが失ってしまった〈力〉、われわれを見捨ててしまった〈力〉である。そして、精神病理学の本来の任務は、この「浮力」発生の病理の解明にこそあったのだ。目に見えないだけでなく測定不可能な〈力〉を論じ、その病理学を展開するのは、物理としての力学の場合と違って大変に難しい。しかし、見出された問いの質が要請するなら、いかに困難であろうともこれに応じるのが学問の義務だろう。事実、真の歴史家は信念をもってこのような困難な仕事、歴史的存在の明証性を示す難行に従事してきたではないか。精神病理学は科学的と称される医学を越えてゆく恐怖を克服できなかったのかもしれない。

「精神」の次元における異常な「浮力」の病理学とも言いうる試みを開始するにあたって、私は、いくつかの出来事に言及せざるをえなかった。たとえば、強い「浮力」を受けて成立したエス論にみずから抵抗し、ユダヤの民の〈いま・ここ〉を満たしているモーセの掟の〈引力・重力〉を感知するに至った最晩年の孤独なフロイトの矛盾に満ちた苦しげな「精神」的身振りの意味を考えなければならなかった。このユダヤの英雄の仕事は、過去に身を委ねるなどというなま易しいものではない。（「抑圧されたもの」ならぬ）純粋に直接的なエスに固有の〈自然生命直接的祝祭性〉と〈力としての歴史〉のあいだに潜む巨大な緊張のなかに身を置いた、まさにアンテ・フェストゥム的な、絶対的に孤独な革命であった。それゆえ、エス論そのものが揺らぐほどに「伝承」の力にこだわり、「超自我」の真の力すなわち〈力としての歴史〉に気づき、問いを発したまま、答えなど不要という断案を下したまま死んでいった。

最晩年のフロイトの思索は、いわゆる精神分析家たちには師のフェアシュティーゲンハイトと見えた。じっさい、モーセ論公表にはっきりと賛意を表する者はひとりもなく、公表ののちはほとんど完璧に無視されて六〇年以上の歳月が過ぎ、こんにちに至っている。しかし本当に「思い上がって」いるのは〈歴史不在〉の刻印を捺されたエス論のなかだけで頽落している精神分析家たちであって、フロイトその人は「歴史以前とも言える野蛮への後戻り」を引き起こしてしまった「浮力」の正体を、狂乱の姿をとった暴力的擬似〈祝祭性〉の由来を、凝視し始めていた。それゆえに、私には彼のほとんど私的とも言いうる遺書『モーセと一神教』こそが「浮力」の病理学の可能性を強く示唆する最初の仕事だと思われるのである。二〇世紀の精神病理学はこの書を生み出しえたことを誇りに思ってよいであろう。

私は、また、「浮力」の病理を考えるために、ナチズムという二〇世紀最大の謎にも言及しなければならなかった。ドイツ民族は、たしかに、「浮力」の不気味な勢いを感じていた。ゲルマン精神史の終焉の危機に戦慄していた。彼らは彼らの〈いま・ここ〉の空洞化、無根拠化という不安のなかに生きていた。「浮力」に抗する〈重力〉として、古代ギリシャの神々、あるいはヴォータンの登場が要請された。しかしナチズムはますます強くなる「浮力」を受けることになった。ますます過度にアンテ・フェストゥム的となり、ますます質の悪いフェアシュティーゲンハイトを呈することになった。なぜであるか？　高度の破壊技術のみを身につけて熱狂する野蛮人の群れが捏造した「一」なる民族、「一」なる帝国、「一」なる総統、という政治理念も、ディオニュソス・ヴォータンの力も過度にリアルに〈生命体〉的、官能的、感覚的であり過ぎたからである。このように狂的になってしまった不均衡の「精神」にとって、〈力としての歴史〉の人間的〈生命〉を間接化しつつ造形する真に偉大な〈引力〉が救済力として作用してくれる余地はなくなっていた。「浮力」におびえ、過度に主体的となった野蛮人の群れの過度に主体的な〈想起〉は、それ自体、皮肉にも、〈力としての歴史〉を消去する結果になった。過度に主体的な〈想起〉は〈歴史不在〉の岩盤（空洞）の上で空転しつつ「生存圏」を求めて破壊と殺戮を繰り返しつつ現在形の平面上に拡散してゆくのみであった。〈歴史不在〉の空間が膨張するのみであった。

ナチズムは、二〇世紀的人間「精神」を襲った「浮力」に抗することの難しさを教えてくれる。〈歴史不在の想起〉は狂的な「精神」の身振りとならざるをえないように定められている。「病む」ことの自乗を生きる以外の道はないと断じてもよいとすら思われる。だが、悲観に徹するのは拙速かもしれない。たとえば、ほかならぬナチズムに深く加担したドイツの一存在史家の「浮力」に抗する（「存在忘却」に抗する、と言ってもよい）闘争の帰結は、「病む」ことの自乗を生きる道が、狂気と絶望、敗北と破滅とは別の道にもつながりうる可能性を指し示している。つまり、「現存在」が「存在」に主体の座を明け渡してゆくとき、この苛烈な存在史家にとって、狂的な〈生命の勢い〉、「浮力」の勢いは止んだのではないか、と私は思う。同様の事態が最晩年のフロイトにも起こったことは十分に考えうる。

〈歴史不在〉の世紀、奇妙な「浮力」がわれわれの「精神」を襲い、われわれという〈個的生命体の群れ〉が異常な混乱のなかでフェアシュティーゲンハイトを呈しているのは事実である。このプロセスには加速度がついている。〈歴史不在の想起〉という自乗された〈病み〉かたにおいて、〈個的生命体の群れ〉は空転するモーター集団のようになってしまった。〈個的生命体の群れ〉は自力で「わたし、人間、わたし、人間……」と不気味なほど機械的な発声を繰り返し合唱しているが、かつて〈力としての歴史〉で造形されていた〈歴史的・生命〉としての人間は地上から消滅しつつある。

今後、精神病理学が、「病み」ゆくわれわれの過程を推進する力としての「浮力」の病理学、〈歴史不在〉という奇怪な〝記憶喪失〟を生きる〈個的生命体の群れ〉の病理学へと変身しうるか、否か、いまの私には明言できない。しかし、この変身がかりに起こったとしても、この学自体が「病み」ゆくわれわれを救ってくれるわけではない。救済する力は〈力としての歴史〉それ自体に存する。ただし、精神病理学が、われわれの「病み」かたの特質を明瞭化しうるならば、狂的な「精神」と化した二〇世紀的人間「精神」にとって真に必要な〈力〉が何であるか、われわれは理解するようになるだろう。〈歴史不在の想起〉という呪われた苦行を強いられているのはひとり分裂病者だけではない。彼らはまったく独自の「病者の光学」によって、〈われわれ生命体の群れの狂的な勢い〉の亢進過程と〈力としての歴史〉すなわち「力への意志」が限りなくゼロに近づいてゆく減衰過程とがつくりだしている地獄のような不均衡を照射している。

ニーチェは書いている。

「病者の光学からもっと健康な概念と価値を見、それから逆転して豊富な生命の充溢と自信の上に立ってデカダンス本能のひそかな作業を見おろすこと——これは私の極めて長い修練、私の骨身に徹した経験であって、もし私が何かの道の達人になったとすれば、それはこの道である」（強調はニーチェ）〔フリートリッヒ・ヴィルヘルム・ニーチェ、阿部六郎訳『この人を見よ』、新潮文庫、一九六八年、一七頁〕。

二〇世紀が終わってしまった現在、「病者」、「健康」、「豊富な生命」、「デカダンス本能」など、一九世紀を生きたニーチェの言葉がいかに多義的に分散乖離してしまったか、痛感されよう。この文章はいまやじつに多様な読みかたができる。ちなみに、この書は、一八八八年に書かれている。二一世紀人たるわれわれは新たな「病者の光学」を必要としているのかもしれない。私が「まったく独自の」という形容を付記せざるをえないのは、二〇世紀精神病理学史を瞥見してきて、「病者」しか見えなくなってしまった、あるいは、同じことだが、「病者」が見えなくなってしまったゆえなのであろう。ツァラトゥストラは「末人・最後の人間」の到来を予言した。つまり、われわれという〈個的生命体の群れ〉の到来は予言されていた。だが、私には、少なからぬ精神分裂病者がまだ「末人」にまでは堕ちていない、堕ちることができずに孤独な闘争を続けている、と思われてならない。

b 「浮力」に抗する精神病理学の方へ

われわれは、二〇世紀的人間は〈歴史不在〉に呪われている。〈歴史不在の想起〉以外、なすすべを知らない惨状を生きている。そして、二一世紀になった。「浮力」を受けたままに、「強風」に吹き飛ばされるままに、二一世紀の人間は絶望しなければならないのだろうか？　絶望することすらも忘却して、「生の異常な混乱」の主役として、薄氷を大地と信じ込んで、孤独なままに、孤独でないと信じ込み、騒乱状態を生き、死んでゆくしかないのだろうか？　精神病理学も分裂病という自分勝手に見出した「盟友」を失って、立ちつくすしかないのだろうか？　たしかに私はかなり悲観的にならざるをえない。

だが、「浮力」が問われている以上、人間にとっての「重力・引力」とも言うべきものを真剣に考えてみる意義はあるかもしれないと私は思う。

人間の「精神」にとって、比喩的に「重力」と言いうる〈力〉は何であるか、私は本稿の至るところで、この〈力〉を、すでに失われてしまった〈力〉という文脈においてではあるにもせよ、繰り返し指摘し、論じてきた。言うまでもなく、そのひとつは〈力としての歴史〉と換言された「力への意志」、すなわち「生成に存在の性格を刻印すること」である。

「浮力」に抗する精神病理学を創造する可能性を有する、もうひとつの〈力〉は、すでに（特に第七章cにおいて）論じてきたように、〈自然生命直接的事態〉に潜んでいると考えられる。これは〈祝祭性〉と〈瞬間性〉によって特徴づけられる文字通り〈自然直接的〉・〈生命直接的〉・〈動物的〉・〈反・反・動物的〉な事態である。人間的現存在における〈自然生命直接的事態〉は、しかし、〈個的生命体の群れ〉と混同されてはならない。臨床的具体に則して言うならば双方の質的相違は明瞭となろう。すなわち、〈自然生命直接的事態〉は癲癇発作やオーガスムにおいて典型的であるように、言語的な媒介以前の〈動物性〉（厳密には、反・反・動物性）と〈瞬間的祝祭性〉を特性とする事態であるけれども、〈個的生命体の群れ〉は、分裂病や躁鬱病さらには現代の野蛮人たるわれわれの「精神」において典型的であるように、言語的に媒介され、異常なまでの物象化過程に基づくリアリティによって呪縛された〈特殊人間性〉と〈歴史不在性〉を特性とする事態なのである。換言するならば、〈自然生命直接的事態〉は〝直接性の危機・狂気〟の垂直的根幹であり、〈個的生命体の群れ〉は〝間接性の危機・狂気〟の水平的舞台なのである。

ただし、〈自然生命直接的事態〉と〈個的生命体の群れ〉とがまったく無関係であるとは言えない。「生・それ自身」と「個々の生命体」とが「根拠関係」にある（ヴァイツゼッカー）ように、〈個的生命体の群れ〉は〈自然生命直接的事態〉という「根拠」に依拠している。

そして、〈自然生命直接的事態〉は、その〈動物性〉と〈瞬間的祝祭性〉において、「浮力」に抗する〈力〉を有している。じっさい、この「重力・引力」によって、われわれは「大自然」に、〈大いなる大地〉に、〈大いなる祝祭のとき〉に密着しうるのであり、「生・それ自身」に没入しうるのである。「強風」（ベンヤミン）という「浮力」に抗するに、これ以上の生命直接的な「重力・引力」はありえまい。

事情がこのようであるゆえ、二〇世紀「精神」を襲い、惑星的規模のフェアシュティーゲンハイトを惹起している奇怪な「浮力」に抗する〈力〉は、二つあることになる。言うまでもなく〈力としての歴史〉と〈自然生命直接的事態〉と、である。この二つの「引力・重力」が、一方において人間的現存在の〝間接化原理〟であり、他方においてその〝直接化原理〟である実情は、たいへん奇妙であり、また、じつに興味深いと私には思われる。われわれを襲っている「浮力」に抗する「重力・引力」が一見すると明白に矛盾した重層性を帯びていることは、さらなる思索を要する精神病理学に固有の難題であろう。

終章　来《きた》るべき精神病理学に向けて

精神病理学という学問にとって、これが依拠すべき根拠は〈力としての歴史〉であるか、〈自然生命直接的祝祭性の瞬間〉であるか、という問いは、結局のところ、人間的狂気の根源は〈言語〉あるいはその危機であるか、それとも〈生命〉あるいはその危機であるか、という問いに帰着するだろう。しかし、このような二律背反的な問題設定自体、妥当なのであろうか。このような二者択一的な可能性追求は、われわれ自身が〈力としての歴史〉を置き去りにし、〈自然生命直接的祝祭性の瞬間〉をも言わば生き埋めにして突進し続ける〈個的生命体の群れ〉と化してしまった現状を熟慮するならば、観念的に過ぎるのではないだろうか。ここでは、既成の思考法とまったく異なった感受性と思索が要請されているのではあるまいか。

この頃、私は、〝間接性の狂気〟と〝直接性の狂気〟、これは、相互に浸透し合い、相互に依拠し合って、精神病理学を〝絶対的狂気〟とも言うべき〝記憶〟へと導いてゆくので

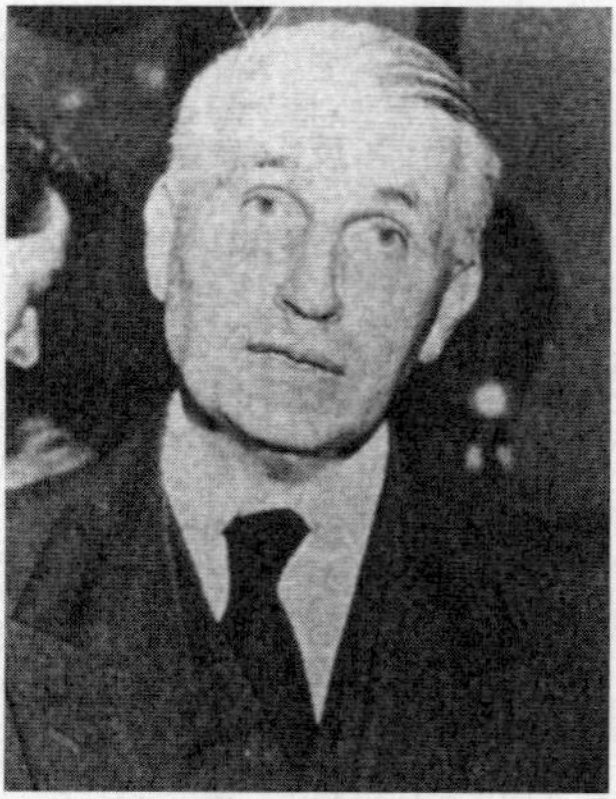

ジョルジュ・バタイユ

はないか、と考えている。〈歴史〉化された人間を〈歴史〉化された人間と見る見地（光学）を堅持したまま、そこに〈動物性・瞬間性〉を見る、あるいは、〈瞬間〉を生きる動物を〈瞬間〉を生きる動物と見る見地（光学）を堅持したまま、そこに〈人間性〉を見る、という柔軟な感受性、まったく新たな「病者の光学」がいま精神病理学に対して求められていると思われる。*

* 最近、私は、和田康氏の『歴史と瞬間——ジョルジュ・バタイユにおける時間思想の研究——』（渓水社、二〇〇四年）なる著作を読む機会をえた。これは稀に見る優れた著書である。じつに多くの貴重な示唆を与えてくれた和田氏に、そしてバタイユという〈瞬間〉の思想家に、深く感謝する。ただし、この著書における「歴史」すなわち「ヘーゲル・コジェーヴ的な・企ての連続としての歴史」と本稿における〈力としての歴史〉は混同されてはならない。「ヘーゲル・コジェーヴ的歴史」は、私が「人間が歴史をつくる」というテーゼ（第九章参照）でもって考えている「歴史」にのみ近似している。

a 〈個的生命体の群れ〉から〈われわれ〉へ

まったく新たな「病者の光学」の光源は、われわれがそれであるところの〈個的生命体の群れ〉に存する。正確に言うならば、われわれには〈個的生命体の群れ〉の見地以外にいかなる見地も与えられていないのである。特殊人間的に問題が限定されているゆえ、〈個的生命体の群れ〉は〝自我〟あるいは〝人体〟の集合、と換言できよう。われわれはこれ程までに間接化・物象化されてしまっている。われわれは三人称的でリアルな実体的集合として社会を構成している、と観念される。だが、他方において、一人称性の〈わたし〉なる実感がかなり濃密な直接性を帯びて各人を場所にして生起しているのも確かな事実である。そして〈わたし〉が、〈個的生命体の群れ〉とはまったく次元を異にした〈われわれ〉という実感から差異化・間接化されて実感される事情も感知されよう。〈われわれ〉という場所を前提としない〈わたし〉など体験しようもなく、思考不可能ですらある。〈いまここに生きている・この身体〉および〈いまここで生きられている・この世界〉というなまの経験に媒介されて〈われわれ〉が差異化され、間接化され、個別化されて、一人称〈わたし〉なる実感が生じているのである。それゆえ、一人称〈わたし〉なる実感は、リアルな実体ではなく、〈われわれ〉という一人称複数性の実感的場所と〈この身体・この世界〉とのアクチュアルな「関係」にほかならない。〈この身体・この世界〉と〈われわれ〉との「関係」としての〈わたし〉なる一人称性実感は、生命論的に言うならば「根拠関係」（ヴァイツゼッカー）にたいへんよく似ている。〈わたし〉は〈われわれ〉という「根拠」への「関係」にほかならない。〈われわれ〉は〈わたし〉の直下の〝記憶〟にほかならない。*

＊ 渡辺哲夫『〈わたし〉という危機』、平凡社、二〇〇四年、特に第九章参照。

日常生活のなかでも、〈わたし〉において〈われわれ〉を感じ、〈われわれ〉において〈わたし〉を感じるのは自明なことであろうが、これを明瞭に描いている比類のない文章があるのでここに引用しておく。

「彼はなんのために大地を抱擁したか、自分でも知らない。またどういうわけで、大地を残るくまなく接吻したいという、おさえがたい欲望を感じたか、自分でもその理由を説明することができなかった。しかし、彼は泣きながら接吻した、大地を涙でうるおした。そして、自分は大地を愛する、永久に愛すると、夢中になって誓うのであった。「おのが喜悦の涙をもって大地をうるおし、かつその涙を愛すべし……」という声が、彼の魂の中で響き渡った。いったい彼は何を泣いているのだろう？　おお、彼は無限の中より輝くこれらの星を見てさえ、歓喜のあまりに泣きたくなった。そうして「自分の興奮を恥じようともしなかった」。ちょうどこれら無数の神の世界から投げられた糸が、いっせいに彼の魂へ集まった思いであり、その魂は「他界との接触」にふるえているのであった。彼はいっさいにたいしてすべての人をゆるし、それと同時に、自分のほうからもゆるしをこうのである。「自分の代わりには、またほかの人がゆるしをこうてくれるであろう」という声が、ふたたび彼の心に響いた。しかし、ちょうどあの半円の夜空のように毅然としてゆるぎないあるものが、彼の魂の中に忍び入るのが、一刻一刻と明らかにまざまざと感じられるようになった。何かある観念が、彼の知性を領せんとしているような心持ちがする。――しかも、それは一生涯、いな、永遠に失われることのないものであった。彼が大地に身を投げたときは、かよわい青年にすぎなかったが、立ちあがったときは、生涯ゆらぐことのない、堅固な力を持った一個の戦士であった。彼は忽然としてこれを自覚した。自分の歓喜の瞬間にこれを直感した。アリョーシャはその後一生の間、この瞬間のことをどうしても忘れることができなかった。「あのときだれかぼ

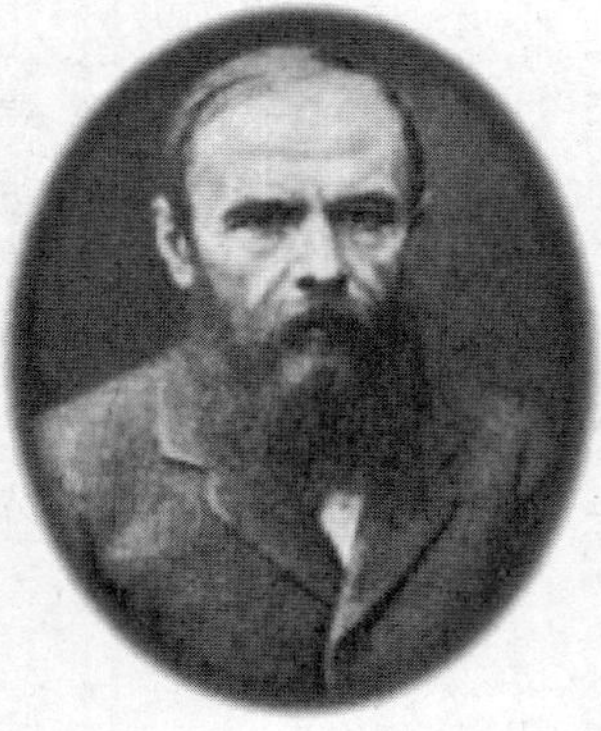

フョードル・ドストエフスキー

リョーシャ」より)。

くの魂を訪れたような気がする」と彼は後になって言った。自分の言葉にたいして固い信念をいだきながら……」(ドストエフスキー、米川正夫訳『カラマーゾフの兄弟』、第七編「アリョーシャ」より)。

これを書いた(おそらくはじかに類似の事態を体験した)作家が真性の癲癇者であった事実はたいへん興味深いが、ともかく、ここには〈わたし〉が〈われわれ〉となり、〈われわれ〉が〈わたし〉となるありさまが見事に活写されている。「浮力」に抗する「重力・引力」について肝腎なことのすべてが書かれている文章である。

ここで注目すべきは、この主人公にとって〈われわれ〉への没入体験が神聖なるゾシマ長老の遺骸から発せられる腐乱臭のなかで起こった経緯である。〈われわれ〉は〈動物性〉なる契機を含みつつ〈死者たち〉をも巻き込んでいるのだ。さらに言うならば〈われわれ〉は〈死者と生者の共同的祝祭性〉の場所なのである。しかも、この事態は、宗教的エクスタシーという特殊性において顕現するだけでなく、先に(第一一章aにおいて)触れたように、〈生ける死者たち〉からの言葉の贈与というかたちで日常自明に静かに経験されている。

そして、〈われわれ〉が〈死者と生者の祝祭的共同性〉であるならば、すなわち、〈生ける死者たちから贈与され続ける言葉〉という根拠的〝記憶〟に依拠している出来事であるならば、〈われわれ〉という場所において〈わたし〉を差異化し続ける〈力〉が、じつのところ〈歴史という力〉すなわち〈力としての歴史〉にほかならない事情が理解されよう。人間は誰でも〈われわれ〉を感じるとき〈力としての歴史〉を実感している。「現」を「現」としてまとめあげている「現」の直下の〝記憶〟という意味で、〈われわれ〉と〈力としての歴史〉は同じなのである。

他方において〈われわれ〉の〈自然生命直接的〉な特性も看過されてはならない。一人称〈わたし〉なる実感も比較的濃密な直接性をなお帯びているが、〈わたし〉がそこから差異化、間接化、個別化されてくる〈われわれ〉なる生成は、さらに、濃密な自然生命直接性を帯びている。〈動物性〉におけるほど純粋ではないにもせよ、〈われわれ〉には〈反・反・動物性〉に等しい直接性がこもっているのである。

それゆえ、二〇世紀的人間「精神」を襲っている「浮力」に抗する「重力・引力」として挙げられた二つのアクチュアルな〈力〉、すなわち、〈力としての歴史〉と〈自然生命直接的事態〉は、その間接化する〈力〉と直接化する〈力〉という対蹠的特質のゆえに互いに相容れないかのように思われたが、この二つの〈力〉は、じつは、〈われわれ〉という根拠的生成の二様の顕現にほかならない。ここで、〈われわれ〉を、一人称〈わたし〉なる実感の胎盤のごとく見るか、〈力としての歴史〉すなわち〈死者と生者の共同的祝祭性〉と見るか、〈自然生命直接的祝祭性〉と見るか、あるいはさらに、〈個的生命体の群れ〉と見るか、これは見る者の感受性によることである。〈われわれ〉というアクチュアリティが十人十色に感受されると理解されるならば、いまのところそれで十分である。が、ほとんどの現代人が〈われわれ〉を〈個的生命体の群れ〉としてしか見ることができなくなっているのが実情ではないだろうか。

b 〈狂気の原光景〉について

〈歴史不在〉に呪われた二〇世紀的人間「精神」において私は〈力としての歴史〉と〈自然生命直接的事態〉という二つの現存在構成原理が、ともども消え去ってしまったありさまを見て論じてきた。〈個的生命体の群れ〉がこの惑星を席巻し、純粋技術人、純粋情報人、科学的欲望人、文明的野蛮人等「頽落能力」に恵まれた人間が満ち溢れる現状を考えてきた。この思考を導いてきたのは「頽落能力」に恵まれなかった、いわゆる分裂病者である。頽落不能あるいは頽落拒否でもって特徴づけられる分裂病は二〇世紀的人間「精神」の純粋結晶だと言っても過言ではない。二〇世紀において、分裂病は狂気の典型であった。そのように見なされても当然という事情があった。

だが、分裂病は、原理的次元から考えるならば、間接化の危機とその破綻として理解されうる狂気である。〈力としての歴史〉としての〈われわれ〉に助けてもらえなくなった

〈個的生命体〉の姿そのものである。この点において、すなわち、間接化原理である〈力としての歴史〉から排除されてしまっているという点において、分裂病は、急転直下、〈自然生命直接的祝祭性〉という原理に支配されうることになる。〈歴史不在の想起〉という狂気が〝直接態〟に至るのはほとんど必然であると言わなければならない。〝アンテ・フェストゥム〟という木村敏の言葉の意味深さはまさにこの点に存する。〈祝祭性〉に肉薄し、〈祝祭性〉の切迫に戦慄し、ついには〈祝祭性〉に呑み込まれること、これが分裂病と名づけられた狂気の原理的な運命である。鬱病・躁鬱病・躁病という一連の狂気も、その〝間接態〟の危機と破綻の特質は分裂病と異なるにもせよ、この〈祝祭性〉へ、という狂気の運命をはっきりと示している。

以上の実情を考慮するならば、〈狂気の原光景〉は〈祝祭性〉に存すると考えざるをえないだろう。そして、〈力としての歴史〉と〈自然生命直接的事態〉という二つの現存在構成原理が隠れてしまってもなお〈祝祭性〉が一過性であるにもせよ顕現する以上、〈狂気の原光景〉は〈死者と生者の共同的祝祭性〉という意味における〈われわれ〉にこそ宿っている、〈われわれ〉はまだ死滅していないと言っても、もう、無理な強弁ではないであろう。

たいへん乱暴な言い方になるが、分裂病は〈力としての歴史〉としての〈われわれ〉から〈わたし〉が差異化されないままに離断排除される事態であり、躁鬱病は〈個的生命体の群れ〉と化した〈われわれ〉における〈わたし〉の社会的共同体内の役割同一性が破綻することの帰結である。そして、〈自然生命直接的事態〉あるいは〈反・反・動物性〉としての〈われわれ〉が〈わたし〉を〈瞬間的〉に呑み込んでしまう事態こそが癲癇発作にほかならない。じっさい、〈死者と生者の共同的祝祭性〉をもっとも純粋に顕現せしめるのは癲癇なのであって、狂気の〈虚〉なる理念型としての癲癇発作をめぐって、癲癇性精神病、いわゆる急性錯乱、もろもろの非定型精神病、もろもろの緊張病性精神病、緊張病性分裂病、躁病、躁鬱病、ヒステリー性精神病、爆発性の人格等が臨床的に〈実〉なる狂気として現れてくる。*

＊二〇世紀精神病理学が世界的に見ても分裂病（と躁鬱病）研究に拘束され、視野狭窄状態に陥っていたのは事実であるが、わが国ではかなり事情が異なる。原動力となっているのは木村敏氏であるが、癲癇の精神病理学は、世界に類を見ないほどに、しかも、奇しくも、本稿で「喪失のとき」として問題とされた〈一九八〇年〉頃から、活発になってきている。私にとってはたいへん喜ばしい経緯である。木村敏氏のイントラ・フェストゥム論のすべて、また、木村敏編『てんかんの人間学』、東京大学出版会、一九八〇年、を参照していただきたい。この本にはじつに興味深い論文が揃っているが、私にとって特に印象深いのは、安永浩氏の「「中心気質」という概念について」（二一頁以下）である。

先に少し触れたように（第七章c）、「病みゆく精神」はその間接化の質と強度に応じてスペクトラムを呈していると考えられる。このスペクトラムの両極をなしているのは癲癇と〈個的生命体の群れ〉のさまざまな「生の異常な混乱」であるが、図式的思考は慎まなければなるまい。具体的臨床においては〈虚〉なる理念型に過ぎない癲癇と千差万別の〈実〉なる「精神の病」との関係は「根拠関係」（ヴァイツゼッカー）と酷似していると考えるべきであり、ここで求められているのは時間論的差異、生命論的差異についての鋭敏な感受性だけなのであるから。

二〇世紀精神病理学が分裂病中心主義に陥って破綻した理由は、この学問が、〈狂気の原光景〉について、もろもろの〈狂気〉の根拠ないし〝記憶〟の場所について熟慮せず、フェアシュティーゲンハイトを呈するに至った大衆の漠然とした「不安定感」に迎合して、おのれの学的基盤を、癲癇という根幹にではなく、分裂病という目立つ一本の枝に設定してしまったという経緯に存する。枝が枝でしかない以上、これは折れてしまう、宙に浮いてしまう危険をつねに孕んでいるのだ。分裂病という枝が折れて、宙に浮き、そして、二〇世紀精神病理学を道づれにして落下した。これはごく最近の史実である。

そして、〈狂気の原光景・理念型〉が癲癇であるとするならば、精神病理学は、まず「意識」の概念を根底から考え直すべきだろう。常識的・医学的「意識」概念は捨て去られなければなるまい。何かを知覚するにせよ、何かを表象するにせよ、事象を前に置く、vorstellen する、という「意識」概念は、捨て去られなければなるまい。〈瞬間〉から〈歴史〉へと間接化されてゆく時間論的差異の思考から、新たな「意識」特質論が生まれてこなければならないであろうことは現時点においてすでにはっきりと予見される。*

* 「狂気」あるいは「意識」の概念についてスペクトラムという空間的比喩を使う際の留意点を少し述べておく。癲癇性事象とそれ以外のもろもろの狂気との「関係」は、分光器を通過したのちに展開される（日本人の感性に従うならば）「赤色」と「菫色」とを両極とする七色の連続スペクトルの如く考えられてはならない。分光器通過後の七色の色彩と分光器通過以前の太陽光線の〈色（?）〉との「関係」こそが熟慮されなければならない。本稿において〈直接的・瞬間的〉と形容される〈意識〉は、分光器通過以前の太陽光線に相当する極めて特異な質をおびている。ここで分光器は、医学的思考における間接化原理の比喩であるが、精神病理学は、言わば、この分光器の背後に回らなければならない。癲癇における「意識喪失」が分光以前の光への回帰ではないという証拠はないのだから。

来《きた》るべき精神病理学の任務を思うとき、私は、〈歴史〉を憎悪し、〈力としての歴史〉の強さに直面して苛立つランボーと小林秀雄に共有された奇怪なまでに深遠な感性に触れた序章に戻ってゆくしかないとの思いに駆られる。

いつ「千里眼」で「大自然」を「見る」べきか、いつ「千里眼」を閉じて、「歴史の俘囚」たることを「歴史眼」で「見る」べきか、このすべを力強い本能をもって体得すること、これが来るべき精神病理学者にとって肝要なのだ。〈自然生命直接的な瞬間的祝祭性〉に襲われることも、〈個的生命体の群れ〉の一員になることも、〈力としての歴史〉の「俘囚」になることも、狂気にとって、狂気のひとにとって、狂気を「見る」精神病理学にとって、精神病理学者にとって、詩人にとって、思想家にとって、さらには二一世紀的人間にとって、同じように必要である。来るべき精神病理学者は、「未知のもの」も「既知のもの」も自在に照射する「病者の光学」を身につけなければならないのだろう。

あとがき

精神科医になって三一年の歳月が過ぎた。この歳月のほとんどすべてを私は民間精神病院の臨床現場で費やした。毎日毎日が、ほとんど、精神分裂病者(統合失調症者)との出会いの日々であった。もちろん多くのことを教えてもらった。しかし、あまりにも長く深く臨床現場に没入してしまうと自分の位置が解らなくなってしまうものである。民間精神病院での臨床的営為は私にとって今なお過酷であり続ける。

自分の位置を知るために、私は三年前に『二十世紀精神病理学史序説』(西田書店、二〇〇一年)という本を書いた。「精神病理学をここまで否定した以上、新たな方向を示すべきだ」、「具体的史実記述に乏しい」という当然の批判的見解が私に寄せられた。私も同感であった。

『序説』は、よく言えば「否定的」見解が一貫していて、シンプルであった。〈歴史不在〉と〈歴史不在の想起〉という言葉で押し通した。二〇世紀精神病理学史の骨格をひたすらネガティヴにではあるが示した、と私は思っている。しかし、骨格だけのシンプルな文章が逆に読者に対して不親切に過ぎた、読者の理解を困難にしたのも事実であろう。

歴史の概念があまりにも多様であるゆえ、『序説』にいわゆる歴史書たる性格が期待されても当然であった。けれども、この期待に応えることは私の本意ではなかった。ところで、この本意に反するゆえ『序説』にはいっさい書かなかったが、私は同時並行的に膨大な史実年表の如きものを作成していた。そこで、精神病理学に固有必須と私が考えている〈歴史〉の概念を曖昧にすることなく、膨大な資料から無視してはならない史実を書き加えて『序説』を改訂増補することが可能かもしれないと思うようになった。

改訂増補作業を開始したのは二〇〇四年一月頃であった。骨格だけの『序説』に、言うならば肉付けし始めたわけである。だが、この三年間に私の精神病理学的思索自体も大きく変貌していた。本文に明瞭に現れている通り、それは、二〇世紀精神病理学の抜本的改革を意図する思索である。この意図を導いてくれているのは、言うまでもなく、木村敏氏のイントラ・フェストゥム論である。今年三月の氏との対話ののち、『序説』改訂増補作業は、一転して、新たな性格を帯びてきた。構成全体を変え、言語表現を全面的に変え、新たな言葉を捜し、問題意識を至るところで明瞭化することを心掛けて書いているうちに、原稿枚数は『序説』の二倍近くにまで膨れ上がった。反復が目立つのはこの経緯に基づくゆえであり、煩雑との印象を読者に与えたとするならば、許していただきたい。再構成作業の痕跡を完全に消し去る力が私になかったのである。

また、新たな原稿の意図が、二〇世紀精神病理学批判にとどまらず、二一世紀精神病理学への期待にまで伸展してしまった以上、「改訂」とか「増補」という表現では間に合わなくなり、「序説」という表題も不適切、不必要になってきた。それゆえ、この本の題名では「序説」が削除されることになったが、このことで二〇世紀精神病理学史研究が本論になって完成したなどと私は思っていない。私の問いが、ポスト・フェストゥム的気分を脱した、二一世紀の来《きた》るべき精神病理学に向けて、イントラ・フェストゥム的狂気を根幹とする精神病理学に向けて、まさしくアンテ・フェストゥム的になったがゆえに、「序説」なる言葉を削除しただけである。

本書になお『序説』の骨格が存しているのは明らかである。だが、この骨格は、いま、二〇世紀精神病理学を否定するものではなく、来《きた》るべき精神病理学への跳躍台になっている。ただし、本稿の至るところで、私は、問いを発したまま肝要なる問題を私の「宿題」として論を宙づりにし、予感的、予想的な文章にとどまらざるをえなかった。精神病理学の現状を見るならば、これも、ある程度は許していただけるかと思う。

なお、本書にはかなりの注が書き込まれている。参考文献を指示するだけの注ももちろんあるが、長い文章もある。このような文章は、本文と密接に関連しているものが多いので、本文に等しいものとして読んでいただけるならば有り難いと思っている。

最後に、三年前に『序説』を刊行してくれた西田書店の日高徳迪氏、このたび本書の出版に尽力してくれた筑摩書房の渡辺英明氏、天野裕子氏に深い感謝の念をもっていることを明記しておく。

二〇〇四年七月二九日

渡辺哲夫

本書は二〇〇一年一二月二〇日に西田書店より刊行された『二十世紀精神病理学史序説』をもとに、大幅に加筆、改稿したものである。

ケルト美術　鶴岡真弓

ギリシア・ローマに拮抗し、ヨーロッパ文化のもう一つの源流を形成したケルト人の世界。その想像力の軌跡を豊富な図版と適切な解説によって紹介。

限界芸術論　鶴見俊輔

盆栽、民謡、言葉遊び……芸術と暮らしの境界に広がる「限界芸術」。その理念と経験を論じる表題作ほか、芸術に関する業績をまとめる。（四方田犬彦）

ダダ・シュルレアリスムの時代　塚原史

人間存在が変化してしまった時代の〈意識〉を先導する芸術家たち。二十世紀思想史として捉えなおす、衝撃的なダダ・シュルレアリスム論。（巖谷國士）

奇想の系譜　辻惟雄

若冲、蕭白、国芳……奇矯で幻想的な画家たちの大胆な再評価で絵画史を書換えた名著。度肝を抜かれる奇想の世界へようこそ！（服部幸雄）

デュシャンは語る　マルセル・デュシャン　聞き手ピエール・カバンヌ　岩佐鉄男／小林康夫訳

現代芸術において最も魅惑的な発明家デュシャン。謎に満ちたこの稀代の芸術家の生涯と思考・創造活動に向かって深く、広く開かれた異色の対話。

プラド美術館の三時間　エウヘーニオ・ドールス　神吉敬三訳

20世紀スペインの碩学が特に愛したプラド美術館を借りて披瀝した絵画論。「展覧会を訪れる人々への忠告」併収の美の案内書。（大高保二郎）

支那絵画史　内藤湖南

謝赫『古画品録』「画の六法」以来の中国絵画の伝統的世界を、独自の新しい視角から通史として描きだした画期的名著の文庫化。（曽布川寛）

監督 小津安二郎　蓮實重彦

我々は小津の映画に何を見るのか。そしてそのイメージはフィルム的感性をどのように刺激するのか。小津作品の真の魅力の動因に迫る画期的著作。

映画の神話学　蓮實重彦

映画の記号やしぐさを「現代の物語」として解説し、批評する。反－美学的、反－教育的、時にはエロティックな偏愛的映画論。（鈴木一誌）

映像の詩学　蓮實重彦

フォード、ブニュエル、フェリーニ、ゴダール、ペッキンパー…。たぐい稀な感性が読んだスリリングなフィルム体験。著者初の海外映画作家論。

ロラン・バルト映画論集　ロラン・バルト　諸田和治編訳

エイゼンシュテインの作品を通し映画における意味形成性を語った「第三の意味」を始め、映画論、作品論、俳優談義など映画での成果をまとめる。

ゴシック建築とスコラ学　E・パノフスキー　前川道郎訳

ゴシック建築とスコラ学の間には、時間と場所という純粋に事実の領域において、明白な同時発生が存在している。碩学が多数の図版で読み解く。

イコノロジー研究（上）　E・パノフスキー　浅野／阿天坊／塚田／永澤／福部訳

芸術作品を読み解き、その背後の意味と歴史的意識を探求する図像解釈学。人文諸学に汎用されるこの方法論の出発点となった記念碑的名著。

イコノロジー研究（下）　E・パノフスキー　浅野／阿天坊／塚田／永澤／福部訳

上巻の、図像解釈学の基礎論的「序論」と「盲目のクピド」等各論に続き、下巻は新プラトン主義と芸術作品の相関に係る論考に詳細な索引を収録。

さかさまの幽霊　服部幸雄

江戸の文化は「見る」文化だ！　芝居絵や挿絵、風俗図屏風の図像から、大衆文化の構図とエネルギーを読み解く、歌舞伎のイコノロジー。（高田衛）

かたちの生命　アンリ・フォシヨン　阿部成樹訳

「形体」とそれを生み出す手わざに注目し、美術の大きな流れを自律的・有機的生命体と捉える、エスプリに溢れたフランス正統美術史学の名著。

図説 写真小史　ヴァルター・ベンヤミン　久保哲司編訳

写真の可能性と限界を考察し初期写真から同時代の作品まで通観した傑作エッセイ「写真小史」と、関連の写真図版・評論を編集。（金子隆一）

東京恋慕帖　正岡容

稀代の寄席文化研究家が失われゆく東京風俗を愛惜して綴った随筆集。巻末に桂米朝・大西信行・小沢昭一各氏の鼎談「師正岡容を語る」を収録。

ちくま学芸文庫

二《に》〇世紀《じっせいき》精神病理学史《せいしんびょうりがくし》

二〇〇五年一月十日　第一刷発行

著者　渡辺哲夫（わたなべ・てつお）
発行者　菊池明郎
発行所　株式会社　筑摩書房
東京都台東区蔵前二―五―三　〒一一一―八七五五
振替〇〇一六〇―八―四一二三

装幀者　安野光雅
印刷所　株式会社精興社
製本所　株式会社鈴木製本所

乱丁・落丁本の場合は、左記宛に御送付下さい。
送料小社負担でお取り替えいたします。
ご注文・お問い合わせも左記へお願いします。
筑摩書房サービスセンター
埼玉県さいたま市北区櫛引町二―六〇四　〒三三一―八五〇七
電話番号　〇四八―六五一―〇〇五三

ISBN4-480-08892-X C0111